Irina Gehrt

"... und dann wurde der Arm ganz lahm."

Irina Gehrt

"... und dann wurde der Arm ganz lahm."

Verhalten und Versorgung von Patienten mit akutem Schlaganfall und Vorhofflimmern

Südwestdeutscher Verlag für Hochschulschriften

Impressum / Imprint
Bibliografische Information der Deutschen Nationalbibliothek: Die Deutsche Nationalbibliothek verzeichnet diese Publikation in der Deutschen Nationalbibliografie; detaillierte bibliografische Daten sind im Internet über http://dnb.d-nb.de abrufbar.
Alle in diesem Buch genannten Marken und Produktnamen unterliegen warenzeichen-, marken- oder patentrechtlichem Schutz bzw. sind Warenzeichen oder eingetragene Warenzeichen der jeweiligen Inhaber. Die Wiedergabe von Marken, Produktnamen, Gebrauchsnamen, Handelsnamen, Warenbezeichnungen u.s.w. in diesem Werk berechtigt auch ohne besondere Kennzeichnung nicht zu der Annahme, dass solche Namen im Sinne der Warenzeichen- und Markenschutzgesetzgebung als frei zu betrachten wären und daher von jedermann benutzt werden dürften.

Bibliographic information published by the Deutsche Nationalbibliothek: The Deutsche Nationalbibliothek lists this publication in the Deutsche Nationalbibliografie; detailed bibliographic data are available in the Internet at http://dnb.d-nb.de.
Any brand names and product names mentioned in this book are subject to trademark, brand or patent protection and are trademarks or registered trademarks of their respective holders. The use of brand names, product names, common names, trade names, product descriptions etc. even without a particular marking in this work is in no way to be construed to mean that such names may be regarded as unrestricted in respect of trademark and brand protection legislation and could thus be used by anyone.

Verlag / Publisher:
Südwestdeutscher Verlag für Hochschulschriften
ist ein Imprint der / is a trademark of
OmniScriptum GmbH & Co. KG
Heinrich-Böcking-Str. 6-8, 66121 Saarbrücken, Deutschland / Germany
Email: info@svh-verlag.de

Herstellung: siehe letzte Seite /
Printed at: see last page
ISBN: 978-3-8381-0990-9

Zugl. / Approved by: Berlin, Charité-Universitätsmedizin, Dissertation, 2007.

Copyright © 2009 OmniScriptum GmbH & Co. KG
Alle Rechte vorbehalten. / All rights reserved. Saarbrücken 2009

Inhaltsverzeichnis

Inhaltsverzeichnis	i
Tabellenverzeichnis	iv
Abbildungsverzeichnis	v
Abkürzungsverzeichnis	vi
Widmung	ix
Danksagung	ix
1 Einleitung	1
2 Methodik	5
2.1 BASS-Studie: Übersicht über Ziel und Methoden	5
2.2 Definitionen, Ein- und Ausschlusskriterien	6
2.2.1 Definition der Krankheitsentitäten	6
2.2.2 Zielpopulation, Erhebung der Stichprobe	7
2.2.3 beteiligte Krankenhäuser, Erhebungszeitraum	8
2.2.4 Pilotphase	9
2.3 Aufklärung der Patienten, Einverständniserklärung, Datenschutz	10
2.4 Das Patienteninterview	11
2.5 Der Fragenbogen zur Lebensqualität SF-12	12
2.6 Der Aufnahmebogen für Schlaganfallpatienten	13
2.7 Die Schlaganfallskala NIH-SS	14
2.8 Auswertung der Krankenakten, Datenbereinigung	15
2.8.1 Auswertung der Akutdiagnostik und -therapie	15
2.8.2 Auswertung der weiterführenden Diagnostik	16
2.8.3 Qualitätskontrolle und Datenbereinigung	17
2.9 Definition von Untergruppen	18

	2.10	Statistische Auswertung der Daten	19
3	Ergebnisse		21
	3.1	Eigenschaften der Stichprobe	21
	3.2	Eigenschaften von Patienten mit Vorhofflimmern	23
		3.2.1 Soziodemographische Daten	25
		3.2.2 Lebensstil	26
		3.2.3 Lebensqualität	28
	3.3	Medizinische Anamnese und ambulante Versorgung	29
	3.4	Symptomatik der Schlaganfall-Ereignisse	31
		3.4.1 Selbstgeschilderte Symptome der Patienten	31
		3.4.2 Ärztlich festgestellte Symptome (NIH-SS-Items)	32
		3.4.3 Ausmaß des Schlaganfalls: NIH-SS-Summe	34
	3.5	Verhalten in der Prähospitalphase	35
		3.5.1 Kenntnisse der Patienten über Schlaganfall und Einschätzen der Symptome	35
		3.5.2 Hilfesuchen	37
		3.5.3 Ursachen für prähospitale Verzögerungen	38
		3.5.4 Prähospitale Verzögerung bei VHF-Patienten	42
	3.6	Klinische Diagnostik und Versorgung	43
		3.6.1 Notfalldiagnostik und intrahospitale Verzögerungen	43
		3.6.2 Schlaganfall-Subtypen	44
		3.6.3 Akuttherapie	46
	3.7	Entlassungsdiagnosen	47
4	Diskussion		49
	4.1	Eigenschaften der Stichprobe	49
	4.2	Eigenschaften von Patienten mit Vorhofflimmern	49
		4.2.1 Soziodemographische Daten	50
		4.2.2 Lebensstil	50
		4.2.3 Lebensqualität (SF-12)	52
	4.3	Medizinische Anamnese und ambulante Versorgung	53

4.4	Symptomatik der Schlaganfall-Ereignisse		56
4.5	Verhalten und Verzögerungen in der Prähospitalphase		57
	4.5.1	Kenntnisse der Patienten über Schlaganfall und Einschätzen der Symptome	57
	4.5.2	Hilfesuchen	58
	4.5.3	Ursachen für prähospitale Verzögerungen	59
	4.5.4	Prähospitale Verzögerung bei VHF-Patienten	60
4.6	Klinische Versorgung		61
	4.6.1	Notfalldiagnostik und intrahospitale Verzögerungen	61
	4.6.2	Schlaganfall-Subtypen	62
	4.6.3	Akuttherapie	62
4.7	Entlassungsdiagnosen		64
4.8	Methodenkritik		65

5	Zusammenfassung	69
Literaturverzeichnis		73
Anhang		83
	Dokument 1: Informationsbroschüre	84
	Dokument 2: Merkblatt zum Datenschutz	86
	Dokument 3: Einverständniserklärung für Patienten	87
	Dokument 4: Einverständniserklärung durch Angehörige	88
	Dokument 5: nachträgliche Einverständniserklärung	89
	Dokument 6: Interview mit Schlaganfallpatienten	90
	Dokument 7: SF12 - Fragebogen zum Gesundheitszustand	103
	Dokument 8: Notaufnahmebogen für Schlaganfallpatienten	105
	Dokument 9: NIH-Stroke Scale	106
	Dokument 10: Ärztliche Anamnese, Akutdiagnostik und -therapie	107
	Dokument 11: Arztbrief-Auswertung	110

Tabellenverzeichnis

Tab. 1: Verteilung der Fälle auf die Krankenhäuser — 21

Tab. 2: Eigenschaften der Stichprobe: Geschlecht und Alter — 22

Tab. 3: Eigenschaften von Patienten mit Vorhofflimmern (VHF): Alter, Geschlecht — 23

Tab. 4: Eigenschaften von Patienten mit VHF: Interviewfähigkeit — 24

Tab. 5: Eigenschaften von Patienten mit VHF: Soziodemographische Daten — 25

Tab. 6: Eigenschaften von Patienten mit VHF: Soziodemographische Daten (fortgesetzt) — 26

Tab. 7: Eigenschaften von Patienten mit VHF: Lebensstil — 27

Tab. 8: Eigenschaften von Patienten mit VHF: Lebensstil (fortgesetzt) — 27

Tab. 9: Eigenschaften von Patienten mit VHF: Lebensqualität (SF-12) — 28

Tab. 10: ambulante medizinische Versorgung: Vorerkrankungen — 29

Tab. 11: ambulante medizinische Versorgung: Vormedikation — 30

Tab. 13: Selbstgeschilderte Symptome der Patienten — 31

Tab. 14: Ärztlich festgestellte Symptome (NIH-SS-Items) bei interviewten Patienten — 32

Tab. 15: Ärztlich festgestellte Symptome (NIH-SS-Items) bei allen Patienten — 33

Tab. 16: Ausmaß des Schlaganfalls: NIH-SS-Summe — 34

Tab. 17: Kenntnisse der Patienten über Schlaganfall — 35

Tab. 18: Einschätzen der Symptome durch die Patienten — 36

Tab. 19: Verhalten in der Prähospitalphase: Hilfesuchen — 37

Tab. 20: Verzögerung vom Beginn der Symptomatik bis zur Ankunft in der Notaufnahme — 38

Tab. 21: Verhalten in der Prähospitalphase — 41

Tab. 22: Prähospitale Verzögerung bei VHF-Patienten — 42

Tab. 23: Klinische Versorgung: Krankenhaus-Typ — 43

Tab. 24: Notfalldiagnostik und intrahospitale Verzögerungen — 44

Tab. 25: Klinische Versorgung: Schlaganfall-Subtypen — 45

Tab. 26: Klinische Versorgung: Akuttherapie innerhalb von 24 Stunden — 46

Tab. 27: Entlassungsdiagnosen — 47

Tab. 28: Entlassungsdiagnosen von Patienten mit Vorhofflimmern — 47

Abbildungsverzeichnis

Abb. 1: Verteilung der Geschlechter in den Altersgruppen	22
Abb. 2: Übersicht über die zwei verschieden definierten VHF-Gruppen	23
Abb. 3: Anteile der VHF-Patienten an den Altersgruppen	24
Abb. 4: Überlegenszeit	39
Abb. 5: Transportdauer	39
Abb. 6: Transportdauer bei verschiedenen medizinischen Diensten	40
Abb. 7: Überlegensdauer in Zeitgruppen	41
Abb. 8: Transportdauer in Zeitgruppen	41
Abb. 9: Nutzung der medizinischen Dienste innerhalb der Zeitgruppen	41

Abkürzungsverzeichnis

BASS	-	Berliner Akuter Schlaganfall-Studie
CrP	-	C-reaktives Protein
CT	-	Computer-unterstütztes Tomogramm (hier: des Gehirns)
CTA	-	CT-assistiertes Angiogramm (hier: der Hirnblutgefäße)
DSA	-	digital-subtraktives Angiogramm (hier: der Hirnblutgefäße)
ECD	-	extrakranielle Dopplersonographie der Halsblutgefäße
EKG	-	Elektrokardiogramm
FDS	-	farbkodierte Dopplersonographie (Duplex) der Hirnblutgefäße
ICB	-	intrazerebrale Blutung
ICD-10	-	International Classification of Diseases, 10th revision
INR	-	International Normalized Ratio (Standardisierung der TPZ)
m.p.B.	-	mit pathologischem Befund
MRT	-	Magnetresonanztomogramm (hier: des Gehirns)
MRA	-	MRT-assistiertes Angiogramm (hier: der Hirnblutgefäße)
NIH-SS	-	National Institutes of Health Stroke Scale
o.p.B.	-	ohne pathologischen Befund
PTT	-	partielle Thrombinzeit
SAB	-	Subarachnoidalblutung
SAE	-	subkortikale atherosklerotische Enzephalopathie
SF-12	-	Short Form 12 Health Survey Questionnaire
TCD	-	transkranielle Dopplersonographie der Hirnblutgefäße
TEE	-	transösophageale Echokardiographie des Herzens
TIA	-	transitorische ischämische Attacke
TPZ	-	Thromboplastinzeit („Quick-Wert")
TTE	-	transthorakale Echokardiographie des Herzens
VHF	-	Vorhofflimmern

Widmung

Meinen Eltern, die mir das Studium und diese Arbeit ermöglicht haben.

Danksagung

Ich danke

den Patienten und ihren Angehörigen, die uns trotz schwerer Krankheit ihre Zeit und Kraft zur Verfügung gestellt haben,

den ärztlichen und pflegerischen Mitarbeitern der teilnehmenden Krankenhäuser,

den Mitarbeitern der BASS-Studiengruppe und den sorgfältigen wissenschaftlichen Betreuern dieser Arbeit,

sowie den Menschen, die durch Anregung, Kritik und Korrektur halfen, dem Text den letzten Schliff zu geben.

1 Einleitung

Schlaganfall – für Patienten und ihre Angehörigen ist die Diagnose oft wie ein Fausthieb ins Gesicht. Schlaganfall bedeutet Lähmung, Unfähigkeit zu sprechen, selbstständig zu essen oder sich zu waschen, bedeutet plötzliche und unerwartete Behinderung und Abhängigkeit von anderen.

Jährlich erleidet fast eine halbe Million Menschen in Deutschland eine zerebrovaskuläre Erkrankung und über 100.000 von ihnen sterben daran; damit steht die Erkrankung auf Platz 3 der Todesursachenstatistik [1]. Noch häufiger als der Tod ist aber die oft bleibende Beeinträchtigung: Schlaganfall ist die häufigste Ursache für körperliche oder kognitive Behinderung [2] und damit von Patienten und Kostenträgern im Gesundheitswesen gleichermaßen gefürchtet. An die akute Krankheitsphase schließt sich oft ein langer Abschnitt stationärer und zunehmend auch ambulanter Rehabilitationsmaßnahmen an.

Lange Zeit herrschte angesichts dieser Erkrankung therapeutischer Nihilismus, die Behandlung beschränkte sich auf Bettruhe, stabilisierende Maßnahmen und anschließende Rehabilitation. In den letzten Jahrzehnten wandelt sich das Image des Schlaganfalls jedoch zu einer Notfallerkrankung, bei der durch sofortige medizinische Betreuung achtbare Erfolge zu verzeichnen sind. Sowohl pathophysiologische Untersuchungen als auch klinische Studien stützen die „time is brain"-These. Diese besagt, dass, je weniger Zeit vom Einsetzen der Symptome bis zur Stellung der Diagnose und Einleitung der Therapie vergeht, umso bessere Ergebnisse erzielt werden können [3, 4, 5, 6, 7].

Mit den ermutigenden Ergebnissen der Thrombolyse-Studien [8, 9, 10] ist erstmals sogar ein therapeutischer Durchbruch errungen worden, indem bestehende Defizite bei ischämischem Schlaganfall durch thrombolytische Behandlung verringert werden konnten. Allerdings hat die Lysetherapie wegen des Risikos erheblicher unerwünschter Wirkungen zahlreiche Kontraindikationen und kommt bisher nur für eine Minderheit aller Schlaganfall-Patienten in Frage, insbesondere auch wegen des engen therapeutischen Zeitfensters: Vom Einsetzen der Symptomatik bis zum Therapiebeginn dürfen bei systemischer Thrombolyse maximal drei Stunden vergehen, bei intra-arterieller Thrombolyse, die nur in einigen Zentren zur Verfügung steht, verlängert sich das Zeitfenster auf sechs, unter besonderen Umständen auf maximal 10 Stunden [11].

Die Versorgungsforschung hat sich deshalb zum Ziel gesetzt, Determinanten einer schnellen Ankunft und raschen Diagnose im Krankenhaus aufzufinden. Dabei wird die gesamte Zeitdauer in die Prähospitalphase (vom Beginn der Symptomatik bis zur Ankunft in der Notaufnahme) und die Intrahospitalphase (von der Ankunft in der Notaufnahme über die einzelnen Schritte der Diagnostik bis zum Beginn der Therapie) eingeteilt. Die Schwerpunkte in der Erforschung der Prähospitalphase lagen bisher auf den folgenden Aspekten:

- auf dem Wissen der Patienten, Schlaganfall-Symptome zu erkennen und richtig zu handeln [12, 13, 14, 15, 16, 17], sowie
- auf der Nutzung medizinischer Rettungssysteme [16, 17, 18, 19, 20, 21].

Um die Intrahospitalphase zu optimieren, wurden Zeitlimits für die Dauer von der Ankunft in der Notaufnahme bis zur Untersuchung durch einen neurologisch spezialisierten Arzt sowie bis zur Durchführung und Interpretation eines cerebralen Computertomogramms (CT) gesetzt [23] und die intrahospitalen Verzögerungen untersucht [16, 19, 21, 22]. Zunehmend werden auf Schlaganfallpatienten spezialisierte Abteilungen („Stroke Units") oder mobile spezialisierte Gruppen medizinischen Personals („Stroke Teams") eingesetzt, weil sich die rasche Diagnostik, intensivierte Überwachung mit koordinierter Therapie und Frührehabilitation als vorteilhaft erwiesen hat [24, 25, 26].

Nach der Stabilisierung des Patienten in der Akutphase versucht man, mögliche Ursachen des Schlaganfalls, z. B. Bluthochdruck, Diabetes mellitus, Herz- und Gefäßerkrankungen sowie Risikofaktoren, die den persönlichen Lebensstil des Patienten betreffen, zu identifizieren und zu modifizieren, um so das Risiko einer wiederholten Erkrankung zu verringern.

Vorhofflimmern (VHF) ist ein bekannter Risikofaktor für Schlaganfälle [27, 28, 29]. Menschen mit Vorhofflimmern erleiden 5- bis 17-mal häufiger einen Schlaganfall [27]. Ihre Erkrankung endet häufiger mit dem Tod oder mit schlechteren Ergebnissen hinsichtlich Behinderung und Abhängigkeit [30, 31, 32]. Etwa ein

Fünftel aller Schlaganfallpatienten weisen die Herzrhythmusstörung auf, bei den Patienten über 75 Jahren liegt der Anteil bei einem Drittel.

Vorhofflimmern ist die häufigste chronische Herzrhythmusstörung [33], wobei die Prävalenz deutlich vom Alter abhängt: Sie ist bei jungen Menschen gering, beträgt in der Altersdekade 60-69 Jahre ca. 2-3% und verdoppelt sich annähernd in jeder folgenden Dekade, bis sie schließlich bei den Ältesten über 80 Jahren um die 10% beträgt [34]. Die Herzrhythmusstörung selbst ist nicht selten symptomlos, oft aber Ausdruck einer Grunderkrankung des Herzens, wie koronare Herzkrankheit, chronisches Herzversagen, Bluthochdruck, Diabetes mellitus, rheumatische und nicht-rheumatische Klappenfehler [35, 36]. Auch außerhalb des Risikos für Schlaganfälle ist das Mortalitätsrisiko deutlich gegenüber Patienten ohne Vorhofflimmern erhöht [29, 37].

Das durch Vorhofflimmern erhöhte allgemeine Krankheitsrisiko ist allerdings modifizierbar. Dabei gibt es zwei grundsätzliche Strategien: Die eine beruht darauf, das Vorhofflimmern in den physiologischen Sinusrhythmus zurück zu führen („rhythm control"); die andere versucht, die unerwünschten Folgen der weiter bestehenden Herzrhythmusstörung zu minimieren („rate control"). Welche Strategie im Hinblick auf Morbidität und Mortalität die entscheidenden Vorteile hat, ist noch nicht endgültig geklärt. Bezüglich des Schlaganfallrisikos hat sich der Einsatz von gerinnungshemmenden Medikamenten in der Primär- und Sekundärprävention als sehr erfolgreich erwiesen. Die relative Risikoreduktion betrug ca. 65% für eine Antikoagulation mit Warfarin und verwandten Stoffen, mit Acetylsalicylsäure (ASS) etwa 20% [38, 39]. Da alle Therapien aber auch schwerwiegende unerwünschte Wirkungen haben können, und weil VHF-Patienten unterschiedliche Risikoprofile hinsichtlich der Gefährdung durch Schlaganfall aufweisen, wurden risiko-stratifizierte Therapie-Empfehlungen entwickelt [33, 39, 41], die individuell und in Absprache mit dem Patienten eingesetzt werden sollen [42].

Patienten mit Vorhofflimmern sind also aufgrund ihres erhöhten Risikos sowohl der Häufigkeit als auch der Schwere der Erkrankung besonders durch Schlaganfall gefährdet. Andererseits sind wirksame Maßnahmen in der Primär- und Sekundärprävention vorhanden, um dieses Risiko zu senken. Neben der medikamentösen Therapie ist vor allem an die Aufklärung der Patienten durch Ärzte zu denken. Die Aufklärung sollte Informationen über die Herzrhythmusstörung, ihre Auswirkungen, das erhöhte Schlaganfallrisiko, Symptome von Schlaganfallerkrankungen, wie im Falle einer Erkrankung zu handeln ist, sowie mögliche Schritte zur Primär- bzw. Sekundärprävention umfassen. Da das Vorhofflimmern dem Patienten und dem behandelnden Arzt in der Regel bereits vor einem Schlaganfallereignis bekannt ist [43], bietet sich hier die Möglichkeit zur gezielten und risiko-adaptierten Primärprävention.

Die vorliegende Untersuchung beschäftigt sich mit Eigenschaften und Erfahrungen von Schlaganfallpatienten mit Vorhofflimmern im Gegensatz zu solchen ohne diese Herzrhythmusstörung. Sie will Besonderheiten dieser stark gefährdeten Patientengruppe aufzeigen und Hinweise geben, wie diese Besonderheiten bei der Prävention und bei der Therapie von Schlaganfallerkrankungen berücksichtigt werden können. Im Einzelnen werden folgende Fragen untersucht:

- Welche Lebensstil-bedingten Risikofaktoren für einen Schlaganfall weisen Patienten mit Vorhofflimmern auf?
- Wie sind Patienten mit Vorhofflimmern vor dem Schlaganfall medizinisch versorgt und informiert?
- Erleben VHF-Patienten das Schlaganfallereignis anders als Patienten ohne Herzrhythmusstörung, wie handeln sie in der Akutsituation?
- Wie werden Patienten mit Vorhofflimmern und akutem Schlaganfall im Krankenhaus behandelt, bestehen Unterschiede in der Diagnostik und Therapie?

2 Methodik

2.1 BASS-Studie: Übersicht über Ziel und Methoden

Die „Berliner Akuter Schlaganfall-Studie" (BASS) ist eine prospektive klinisch-epidemiologische Interventionsstudie. Ihr Ziel ist es, die präklinische und klinische Versorgung von Patienten mit akuten neurologisch-vaskulären Ausfallssyndromen zu erforschen und Faktoren zu identifizieren, die zu einer Verzögerung in der Behandlung führen.

Zu diesem Zweck wurde der Ist-Zustand der Akutversorgung in den Jahren 2000/01 in vier Krankenhäusern der Berliner Innenstadt erfasst und analysiert. Durch den neurologischen Konsiliararzt wurde die Akutdiagnostik auf dem Aufnahmebogen für Schlaganfallpatienten dokumentiert sowie die Schwere der Erkrankung anhand der standardisierten Schlaganfallskala des National Institute of Health (NIH-SS) eingeschätzt. Weitere Instrumente der Datenerhebung waren ein strukturiertes Interview der eingeschlossenen Patienten durch geschulte Interviewer einschließlich der Erhebung des standardisierten Fragebogens zur Lebensqualität Health Survey Questionnaire - Short Form 12 (SF-12). Die Interviewer werteten die Patientenakten hinsichtlich der in den ersten Tagen erfolgten Diagnostik und Akuttherapie aus. Nach Entlassung der Patienten wurden die Krankenhausunterlagen nochmals auf weiterführende Diagnostik und Therapie untersucht. Details zu den Instrumenten der Datenerhebung werden in den nachfolgenden Kapiteln ausgeführt.

Nach einer Analyse der Versorgungsschwachstellen ist eine gezielte kontrollierte Intervention geplant. Diese besteht einerseits darin, die Bevölkerung auf die Symptome eines Schlaganfalles und die richtigen Maßnahmen hinzuweisen und andererseits die professionellen Glieder der Krankenversorgung zu schulen und zu vernetzen. Um den Erfolg der Intervention zu kontrollieren, wird die Bevölkerung nach Postleitzahlengebieten randomisiert. Der Effekt der Intervention wird in einer zweiten Datenerhebungsphase bestimmt. Die vorliegende Arbeit bezieht sich *ausschließlich* auf Daten aus der *ersten Erhebungsphase*.

In der BASS-Studie kooperieren Mitarbeiter der Klinik für Neurologie und des Institutes für Sozialmedizin, Epidemiologie und Gesundheitsökonomie; beide Einrichtungen sind Teil der Charité, Medizinische Fakultät der Humboldt-Universität zu Berlin (seit 2003 Charité - Universitätsmedizin Berlin). Die Studie ist Bestandteil des Kompetenz-Netzwerks Schlaganfall (Teilprojekt Z1b) und wird in diesem Rahmen vom Bundesministerium für Bildung und Forschung (BMBF) der Bundesrepublik Deutschland finanziert. Die Ethikkommission der Charité erteilte am 02.03.2000 unter der Nummer 1294-2000 der Studie und ihren Maßnahmen ein positives Votum.

2.2 Definitionen, Ein- und Ausschlusskriterien

2.2.1 Definition der Krankheitsentitäten

Die BASS-Studie erfasste Patienten mit akuten, apoplektiform aufgetretenen neurologischen Ausfallserscheinungen, die auf keine andere als eine wahrscheinliche vaskuläre Ursache zurückzuführen waren. Die Aufnahmediagnose wurde anhand des ICD-10-Codes [44] durch den aufnehmenden Neurologen auf dem Notaufnahmebogen verschlüsselt. Folgende Codes erfüllten die Einschlusskriterien:

- I 64 zerebrovaskulärer Insult ohne nähere Angabe,
- I 63 Hirninfarkt (ischämischer Insult),
- I 61 intrazerebrale Blutung (ICB),
- I 60 Subarachnoidalblutung (SAB),
- I 65, I 66 Verschluss oder Stenose der extra- bzw. intrakraniellen Arterien,
- I 67.0 Dissektion intrakranieller Arterien,
- G 45 transitorische ischämische Attacke (TIA).

Ausreichend war bereits ein begründeter Verdacht auf die oben genannten Krankheiten. Die Symptome mussten akut vorliegen, also höchstens eine Woche vor der Krankenhauseinweisung begonnen haben. Nur Patienten, die über die Notaufnahme aufgenommen wurden, wurden eingeschlossen. Wenn im Nachfolgenden von „Schlaganfall" gesprochen wird, so sind damit alle o. g. Unterformen eingeschlossen.

2.2.2 Zielpopulation, Erhebung der Stichprobe

Gegenstand der Studie ist die Versorgung von Patienten mit akutem Schlaganfall im Innenstadtbereich Berlins. Es wurden alle Patienten eingeschlossen, die mit den unter 2.2.1 genannten Verdachtsdiagnosen in eines der beteiligten Krankenhäuser (s. Kap. 2.2.3) eingeliefert wurden und die sich zur Erhebung der Daten freiwillig bereit erklärten (s. Kap. 2.3). Patienten konnten auch mehrmals in die Studie aufgenommen werden, wenn sie wegen erneuter akuter Ereignisse eingeliefert wurden, die Einschlusskriterien erfüllten und mit der abermaligen Datenerhebung einverstanden waren.

Da die verwendeten Fragebögen nur in deutscher Sprache vorlagen, mussten allerdings Patienten, die nicht ausreichend Deutsch beherrschten, um die Fragen selbstständig zu verstehen, von den Interviews ausgeschlossen werden. Anonymisierte Angaben zu ihrem neurologischen Status und ihrer klinischen Versorgung (Aufnahmebogen für Schlaganfallpatienten, NIH-SS) flossen jedoch in die vorliegenden Ergebnisse ein.

Ebenfalls aufgenommen wurden Patienten, die nicht in Berlin leben, sondern sich zufällig im Einweisungsgebiet eines der beteiligten Krankenhäuser befanden, auch wenn sie nicht zur Zielpopulation der geplanten Intervention gehören. Patienten, die in andere, nicht an der Studie beteiligte Häuser verlegt wurden, konnten nicht interviewt werden; von diesen wurden nur anonyme Daten zur Akutdiagnostik und zum neurologischen Status (Aufnahmebogen und NIH-SS) ausgewertet.

2.2.3 beteiligte Krankenhäuser, Erhebungszeitraum

In folgenden vier im Innenstadtbereich Berlins gelegenen Häusern wurden die vorliegenden Daten erhoben:
- Charité Campus Virchow-Klinikum, Augustenburger Platz 1, 13353 Berlin;
- Charité Campus Mitte, Schumannstraße 20/21, 10117 Berlin;
- Städtisches Krankenhaus im Friedrichshain, Landsberger Allee 49, 10249 Berlin;
- Krankenhaus Moabit, Turmstraße 21, 10559 Berlin.

Von diesen sind die beiden erstgenannten Universitätsklinika mit Maximalversorgung, während die letzteren Krankenhäuser der Regelversorgung sind. Die beiden Charité-Kliniken und das Krankenhaus Moabit besitzen sogenannte Stroke Units, d. h. spezielle, auf Patienten mit akutem Schlaganfall eingerichtete Betten sowie besonders trainiertes Personal, während im Krankenhaus im Friedrichshain ein mobiles, interdisziplinäres Stroke-Team solche Patienten auf verschiedenen Stationen versorgt. In allen beteiligten Kliniken sorgen neurologisch spezialisierte Fachärzte für eine 24-Stunden-Bereitschaft.

Zeiträume der Datenerhebung waren für das Virchow-Klinikum und das Krankenhaus Moabit vom 1.8.2000 bis zum 31.7.2001, für die Charité Mitte und das Krankenhaus im Friedrichshain um einen Monat versetzt vom 1.9.2000 bis zum 30.8.2001, also jeweils ein Kalenderjahr. In allen Häusern lag die Zustimmung der behandelnden Ärzte vor, die Patienten zu interviewen und die Akten nach den vereinbarten Daten auszuwerten.

2.2.4 Pilotphase

Vor der eigentlichen Studie wurde eine Pilotphase durchgeführt. Während dieses Abschnittes der BASS-Studie wurden 24 Patienten in den Krankenhäusern Charité Campus Virchow und Moabit im Zeitraum vom 3. April 2000 bis 2. Mai 2000 befragt. Die Einschlusskriterien waren:

- Verdachtsdiagnose Schlaganfall, gestellt durch Neurologen in der Notaufnahme des jeweiligen Krankenhauses (wie in 2.2.1),
- deutschsprachiger Patient und
- Alter unter 86 Jahre.

Als Ausschlusskriterium galt: Der Patient gibt nach Aufklärung durch den Interviewer keine Einverständniserklärung zur Datenaufnahme.

Bei 2 Patienten wurde das Interview mit den Angehörigen durchgeführt, bei einem Patient war ein Angehöriger am Interview mit beteiligt. Die übrigen 21 Interviews konnten jeweils mit dem Patienten allein durchgeführt werden.

In der Pilotphase wurde das Verständnis der gestellten Fragen durch die Patienten sowie die Validität der Antwortmöglichkeiten geprüft. Nach der Pilotphase wurde das Einschlusskriterium des Höchstalters fallen gelassen sowie einige Fragen im Wortlaut verändert, um die Verständlichkeit zu verbessern.

2.3 Aufklärung der Patienten, Einverständniserklärung, Datenschutz

Einzuschließende Patienten wurden in einem Zeitfenster von frühestens 24 bis spätestens 72 Stunden nach Aufnahme in das Krankenhaus durch die Interviewer aufgesucht und anhand einer allgemein verständlich formulierten Aufklärungsbroschüre (s. Anhang, Dokument 1) und eines Merkblattes über den Datenschutz (s. Anhang, Dokument 2) sowie durch ein erklärendes Gespräch mit Inhalt, Ziel und Methoden der BASS-Studie vertraut gemacht.

Im Falle des Einverständnisses in die Erhebung der Daten wurden die Patienten gebeten, dies schriftlich auf einem vorgelegten Formular (s. Anhang, Dokument 3) zu beurkunden. Außerdem wurden auf diesem Formular als einzigem Dokument der vollständige Name, Anschrift und Geburtsdatum der Patienten festgehalten. Der Patient wurde durch eine fortlaufende Nummer verschlüsselt. Diese Schlüsselnummer dient der anonymen Identifikation der Daten eines Patienten bei der mehrzeitigen Bearbeitung seiner Krankenhausunterlagen und der Benachrichtigung des Patienten für ein geplantes Follow-Up. Das Einverständnisformular mit der zugehörigen Schlüsselnummer ist nur wenigen autorisierten Personen zugänglich und wird nach Abschluss der BASS-Studie vernichtet. Dieses Vorgehen entspricht dem Berliner Datenschutzgesetz [45].

Patienten, die einer Befragung und Erhebung der weiteren Daten nicht zustimmten, wurden aus der Studie ausgeschlossen. Allerdings wurde eine anonymisierte Liste mit Angaben zum Geschlecht und Alter der Patienten sowie den Gründen der Ablehnung nachgehalten, um in der späteren Auswertung eine eventuelle Bias aufgrund von Selbstselektion erkennen zu können.

Bei Patienten, die ihr Einverständnis nicht schriftlich geben konnten, bspw. aufgrund einer Lähmung der Schreibhand, wurde ein volljähriger unabhängiger Zeuge gebeten, die verbale Zustimmung auf dem vorgenannten Formular zu beurkunden.

Bei Patienten, die ihren eigenen Willen nicht erklären konnten, z. B. wegen Bewusstlosigkeit oder wegen einer sensorischen Aphasie, wurde versucht, die nächsten Familienangehörigen zur Einwilligung und Aussage im Namen des Patienten zu gewinnen. Diese wurden mit denselben Unterlagen (Aufklärungsbroschüre [Dokument 1], Merkblatt über den Datenschutz [Dokument 2]) über die Inhalte der BASS-Studie aufgeklärt. Im Fall der Einwilligung mussten sie ihren Namen, Adresse und Verhältnis zum Patienten auf einem gesonderten Formular (Dokument 4) angeben. Das erhobene Interview und der Fragebogen zur Lebensqualität (SF-12) unterschied sich nicht von der direkten Befragung von Patienten. Das Einverständnis des Patienten wurde nachträglich eingeholt (Dokument 5), sofern sich sein Zustand gebessert hatte; bei Nichteinwilligung wurden die bereits erhobenen Daten gelöscht.

2.4 Das Patienteninterview

Das Interview wurde durch geschulte Mitarbeiter, zu denen auch die Verfasserin gehörte, anhand eines vorformulierten Fragebogens erhoben. Es enthielt 46 Items mit geschlossenen Fragen zu den folgenden Themen:

- Symptome, Zeitpunkt des Bemerkens der Symptomatik,
- Einschätzen der Symptome,
- Suchen medizinischer Hilfe,
- Erfahrung mit Rettungsdiensten (Feuerwehr) und mit Schlaganfall,
- medizinische Vorgeschichte,
- Lebensstil,
- Soziodemographie.

Der genaue Wortlaut der Fragen sowie die jeweiligen Antwortmöglichkeiten sind im Anhang im Dokument 6 nachzulesen.

2.5 Der Fragebogen zur Lebensqualität SF-12

Der SF-12 ist ein Fragebogen, mit dem das subjektive Gesundheitsgefühl und die Lebensqualität gesunder und kranker Menschen gemessen werden kann. Er beruht auf dem längeren SF-36; dieser ist in seiner englischen Version für verschiedene Patientenkollektive, darunter für Schlaganfall-Patienten [46], validiert worden. Es ist nachgewiesen, dass auch der verkürzte SF-12 die am meisten interessierenden Summenscores (körperliche Summenskala [physical component summary, PCS] und psychische Summenskala [mental component summary, MCS]) bei der Befragung von Schlaganfall-Patienten verlässlich repliziert [47]. Die deutsche Version des SF-12 ist von Bullinger und Kirchberger [48] übersetzt worden.

Der Fragebogen besteht aus 12 Items in Form von geschlossenen Fragen mit Auswahl der Antworten aus mehreren vorgegebenen Begriffen (s. Anhang, Dokument 7). Den Antworten werden in der Auswertung gewisse Zahlenwerte zugewiesen. Aus der Summe der Werte werden nach einer bestimmten Formel gewichtete Scores errechnet, wobei geringere Werte einer schlechteren Lebensqualität entsprechen. Der SF-12 hat den Vorteil, dass die Scores international und unter verschiedenen Patientenkollektiven vergleichbar sind.

Auch nahe Angehörige können den Fragebogen anstelle der Patienten beantworten [47], wenn diese, z. B. aufgrund einer Sprachstörung oder einer Bewusstlosigkeit, nicht dazu in der Lage sind. Pickard und Johnson berichteten dabei aber, dass die Einschätzung der Items, welche die psychische Summenskala MCS ausmachen, vom Alter des Patienten beeinflusst wird, während dies nicht der Fall ist, wenn die Patienten selbst antworten [47]. Dies ist ein Umstand, der bei der Ergebnisdiskussion berücksichtigt werden muss.

Der Fragebogen zur Lebensqualität SF-12 wurde unmittelbar im Anschluss an das Patienteninterview ebenfalls durch die Interviewmitarbeiter erhoben.

2.6 Der Aufnahmebogen für Schlaganfallpatienten

Auf dem Aufnahmebogen für Schlaganfallpatienten füllte der neurologische Konsiliararzt unmittelbar nach der Untersuchung des Patienten einige grundlegende Daten zur gerade erfolgten Aufnahme aus (Anhang, Dokument 8). Dabei wurden erfragt:

- Feststellung einer Schlaganfallserkrankung bzw. des Verdachts darauf,
- Beginn der Symptomatik (Datum und Uhrzeit),
- Zeitpunkt des Hilferufs, Transportmittel,
- Zeitpunkt der Ankunft in der Notaufnahme eventuelle Verlegung aus einem anderen Krankenhaus und Zeitpunkt der Ankunft in der dortigen Notaufnahme,
- Zeitpunkt der Untersuchung durch den Neurologen,
- Zeitpunkt der Anfertigung eines Elektrokardiogramms (EKG) und eventuelles Vorliegen eines Vorhofflimmerns,
- Zeitpunkt der Anordnung und der Durchführung eines Computertomogramms (CT) des Gehirns sowie Ergebnis der CT-Auswertung (Ischämie, Blutung, SAB, Sonstiges, ohne pathologischen Befund).

Der Aufnahmebogen diente also einerseits dazu festzustellen, ob ein Patient die Einschlusskriterien erfüllte, und andererseits wurden hier bereits wichtige Daten zur späteren Auswertung der Akutversorgung festgehalten.

Falls im Aufnahmebogen notiert wurde, dass ein Patient mit dem Rettungswagen gekommen war, wurden von der Feuerwehr Angaben über den Zeitpunkt der Alarmierung, der Ankunft beim Patienten und der Ankunft in der Notaufnahme eingeholt.

Der Aufnahmebogen wurde von den Interviewmitarbeitern in die Datenbank der BASS-Studie übertragen.

2.7 Die Schlaganfallskala NIH-SS

Schlaganfallskalen werden verwendet, um den Schweregrad eines neurologischen Defizits vergleichbar zu machen. Die „National Institutes of Health Stroke Scale" (NIH-SS) ist ein validiertes, standardisiertes Messinstrument [49], das diesen Zweck nachweislich erfüllt und weit verbreitet ist [50, 51].

In der BASS-Studie füllte der neurologische Facharzt auf der Rückseite des Aufnahmebogens eine Tabelle mit Items zu verschiedenen möglichen Teildefiziten aus. Bestehende Defizite werden durch Zahlenwerte in ihrem Schweregrad eingeschätzt. Dem Arzt sind die zu vergebenden Werte auf dem Formular genau beschrieben. Das von uns verwendete Formular, das sich an der deutschen Version der NIH-SS von Berger et al. [51] orientiert, kann im Anhang in Dokument 9 eingesehen werden.

Schließlich wird die Summe der vergebenen Werte berechnet und festgehalten. Null bedeutet kein zur Zeit bestehendes Defizit, ab Summen von 4-5 Punkten spricht man von einem schweren Defizit.

Die einzelnen NIH-SS-Punktwerte wurden ebenfalls von Interview-führenden Mitarbeitern der BASS-Studie in die Datenbank übertragen.

2.8 Auswertung der Krankenakten, Datenbereinigung

2.8.1 Auswertung der Akutdiagnostik und -therapie

Die Interviewer sichteten unmittelbar nach dem Gespräch mit den teilnehmenden Patienten die Krankenhausunterlagen nach der erfolgten Akutdiagnostik. Festgehalten wurden Zeitpunkt und Ergebnis der folgenden Untersuchungen:

- Körpertemperatur, Blutdruck, Puls, Körpergröße und -gewicht,
- CT,
- EKG,
- NIH-SS-Punktwerte,
- Labor: Blutzucker, Leukozyten, CrP, PTT, TPZ, INR.

Weiterhin wurden die Maßnahmen zur Akuttherapie in den ersten 24 Stunden des Krankenhausaufenthalts festgehalten, insbesondere Angaben zur:

- Behandlung mit thrombolytischen Medikamenten,
- Behandlung mit Blutdruck hebenden oder senkenden Medikamenten,
- Behandlung mit Blutzucker senkenden Medikamenten,
- Behandlung mit Heparin bzw. Heparinoiden,
- Anwendung von Sauerstoff,
- Anwendung von Infusionen,
- Behandlung mit Temperatur senkenden Maßnahmen.

Schließlich wurden Daten zur Anamnese aus der Krankenakte übernommen, um einen Vergleich zwischen ärztlichen und Patientenangaben zu ermöglichen. Dabei wurden die folgenden Punkte erfasst:

- relevante Vorerkrankungen (Risikofaktoren) inkl. früherer Schlaganfälle,
- ambulante Medikation.

Bei den Risikofaktoren wurde nur die explizite Erwähnung des Vorhandenseins bzw. Nicht-Vorhandenseins eines Risikofaktors als Eintrag gewertet, sonst als fehlend übergangen. Das Formular zur Erfassung der vorgenannten Daten ist im Anhang als Dokument 10 einzusehen.

2.8.2 Auswertung der weiterführenden Diagnostik

Nach Entlassung der Patienten aus dem Krankenhaus wurden Arztbriefe und Krankenakten durch geschulte Mitarbeiter der BASS-Studie abschließend untersucht (s. Anhang, Dokument 11).

Die Entlassungsdiagnose des zur Aufnahme führenden Ereignisses wurde festgehalten:

- TIA,
- Infarkt mit bleibendem neurologischen Defizit,
- andere Entlassungsdiagnose (kein Schlaganfall).

Notiert wurden die detaillierten Befunde der weiterführenden Diagnostik:

- Computertomogramm (CT) des Kopfes,
- Magnetresonanztomogramm (MRT) des Kopfes,
- CT-assistiertes Angiogramm (CTA) der Hirnblutgefäße,
- MRT-assistiertes Angiogramm (MRA) der Hirnblutgefäße,
- digital subtraktives Angiogramm (DSA) der Hirnblutgefäße,

- extrakranielle Dopplersonographie (ECD) der Halsblutgefäße,
- transkranielle Dopplersonographie (TCD) der Hirnblutgefäße,
- Duplex (farbkodierte Dopplersonographie, FDS) der Hirnblutgefäße,
- transthorakale Echokardiographie (TTE) des Herzens,
- transösophageale Echokardiographie (TEE) des Herzens,
- 12-Kanal-Elektrokardiogramm (EKG) und
- Langzeit-Elektrokardiogramm (24-Stunden-EKG).

Anhand dieser Befunde bestimmten zwei Neurologen der BASS-Gruppe die wahrscheinliche Ätiologie der Hirninfarkte entsprechend den Kriterien der TOAST-Studie [52] und ordneten sie den folgenden Kategorien zu:

- I - wahrscheinliche oder mögliche makro-angiopathische Läsion,
- II - wahrscheinliche oder mögliche kardio-embolische Läsion,
- III - wahrscheinliche oder mögliche mikro-angiopathische Läsion,
- IV - Läsion mit anderer definierter Ursache,
- V - keine Ursache der Läsion definierbar.

2.8.3 Qualitätskontrolle und Datenbereinigung

Mindestens 10% der Daten jedes der teilnehmenden Krankenhäuser wurden durch Medizinische Dokumentare auf Korrektheit kontrolliert. Auffallende Abweichungen wurden durch eine gesamte nachträgliche Erhebung der betreffenden Daten korrigiert.

Außerdem wurden die Daten auf Plausibilität geprüft. Nichtplausible Angaben wurden durch Nacherhebung korrigiert oder, falls das nicht möglich war, aus der Studie ausgeschlossen.

2.9 Definition von Untergruppen

Patienten wurden der Gruppe „Vorhofflimmern nachgewiesen (laut Patientenakte)" zugeordnet, wenn im einfachen EKG oder im 24-Stunden-EKG chronisches oder intermittierendes Vorhofflimmern dokumentiert wurde. Patienten mit intermittierendem Vorhofflimmern wurden mit in diese Gruppe einbezogen, da sie ein ähnlich hohes Schlaganfallrisiko haben wie solche mit chronischem Vorhofflimmern [40].

Patienten wurden der Gruppe „Vorhofflimmern im Notaufnahme-EKG" zugeordnet, wenn auf dem Notaufnahmebogen unter dem Item „EKG" die Box „Vorhofflimmern" angekreuzt war.

Im Kapitel 3.5.3 und folgenden Abschnitten werden die Studienteilnehmer nach der Zeitdauer der Verzögerung zwischen dem Symptombeginn und der Ankunft in der Notaufnahme unterteilt. Dabei wurden die Angaben auf dem Notaufnahmebogen zugrunde gelegt. Die Einteilung in die drei Gruppen „Verzögerung unter 3 Stunden", „zwischen 3 bis 6 Stunden" und „über 6 Stunden" ergibt sich dabei aus therapeutischen Erwägungen, ob etwa ein Patient für eine systemische oder eine lokale thrombolytische Therapie in Frage kommt.

Es ist dabei wichtig zu unterscheiden, ob der Zeitpunkt des Bemerkens von Symptomen wirklich dem Beginn der Symptomatik entspricht. Bei "strenger" Definition der Gruppen müssen die Patienten, bei denen der Ereigniszeitpunkt, z. B. während des Schlafes, nicht genau bekannt ist, aus Sicherheitsgründen der Gruppe mit der längsten Verzögerung zugeordnet werden. Dies erfolgt deshalb, weil mit der denkbaren Zeitverzögerung der Vorteil durch eine thrombolytische Therapie sinkt, während das Risiko für unerwünschte Nebenwirkungen stark ansteigt. Vor dem Hintergrund des Ziels dieser Studie, in der das Verhalten der Patienten und die Versorgung ihrer Erkrankung untersucht werden soll, eignet sich jedoch eine "weite" Definition besser, bei der auch Patienten mit unbekanntem Ereigniszeitpunkt gemäß der Verzögerung zwischen Bemerkenszeitpunkt und Ankunft im Krankenhaus in die o. g. Gruppen eingeordnet werden.

2.10 Statistische Auswertung der Daten

Die statistische Auswertung erfolgte mit dem Programm *SPSS für Windows Version 10*. Wertvolle Hilfestellung bot das Buch von Bühl und Zöfel [53]. Trotz großer Sorgfalt bei der Erhebung kam es bei der großen Fülle an Interviewfragen und auszufüllenden Items auf dem Aufnahmebogen gelegentlich zu Datenlücken. Deshalb wird in den nachfolgenden Tabellen stets die Zahl der auswertbaren Daten unter "gültige Angaben N" aufgeführt.

Metrische Daten wurden auf Normalverteilung untersucht und, da diese in keinem untersuchten Fall gegeben war, mit dem U-Test nach Whitney und Mann für zwei Gruppen bzw. dem Kruskal-Wallis-Test für mehrere Gruppen auf statistische Unterschiede getestet. Kategoriale Datensets wurden mit dem χ^2-Test nach Pearson untersucht. Die angegebenen p-Werte der Irrtumswahrscheinlichkeit sind grundsätzlich zweiseitig. Ein möglicher statistischer Zusammenhang wurde, wie in medizinischen Publikationen üblich, ab einer Irrtumswahrscheinlichkeit $p \leq 0{,}05$ als signifikant, $p \leq 0{,}01$ als deutlich signifikant und $p \leq 0{,}001$ als hoch signifikant bezeichnet und in Tabellen durch Fettdruck hervorgehoben.

3 Ergebnisse

3.1 Eigenschaften der Stichprobe

In die BASS-Studie wurden Daten von 1094 Patienten eingeschlossen. Von diesen konnten 564 (51,6%) interviewt werden, bei 61 Patienten (5,6%) wurden Angehörige interviewt; von 469 Patienten (42,8%) gingen nur die anonymen Daten des Notaufnahmebogens und der NIH-SS in die Analyse ein. Die Verteilung der Patienten auf die vier beteiligten Krankenhäuser ergibt sich aus Tabelle 1:

Tab. 1: Verteilung der Patienten auf die Krankenhäuser

Krankenhaus	Interview, Patientenakte, Aufnahmebogen, NIH-SS		*nur* anonyme Daten (Aufnahmebogen, NIH-SS)		Summe
Charité Virchow	141	(47,3%)	157	(52,7%)	298
Charité Mitte	166	(79,8%)	42	(20,2%)	208
Moabit	170	(73,3%)	62	(26,7%)	232
Friedrichshain	148	(41,6%)	208	(58,4%)	356
Gesamt	625	(57,1%)	469	(42,9%)	1094

Die Verfasserin führte dabei 128 Interviews in allen Kliniken, jeweils mit vorangehender Aufklärung, Erhebung des SF-12 und Auswertung der Krankenakten nach Akutdiagnostik und -therapie sowie ärztlicher Anamnese, und erfasste 80 anonyme Notaufnahmebögen einschließlich des NIH-SS.

Der Anteil der Frauen an den interviewten Patienten betrug 45,9%; auf den anonymen Aufnahmebögen gab es zum Geschlecht keine Angaben. Das mediane Alter lag für interviewte Patienten bei 68,5 Jahren, während Patienten, von denen nur die anonymen Daten vorliegen, einen Altersmedian von 75,0 Jahren aufwiesen (p<0,001). Bei der Altersanalyse getrennt nach Geschlechtern ergab sich für Frauen ein signifikant höheres mittleres Alter von 71,0 Jahren versus 65,0 Jahren bei den Männern (p<0,001: Tab. 2 und Abb. 1).

Ergebnisse Kapitel 3.1

Tab. 2: Eigenschaften der Stichprobe: Geschlecht und Alter

	gültige Angaben	interviewte Patienten	gültige Angaben	nur anonyme Daten	Irrtumswahrscheinlichkeit p
Frauen (Anteil)	625	287 (45,9%)	-	-	-
Alter (Median)	625	68,5 Jahre	430	75,0 Jahre	**<0,001***
bei Frauen	287	71,0 Jahre	-	-	**<0,001†**
bei Männern	338	65,0 Jahre	-	-	

* interviewte vs. nicht-interviewte Patienten (=nur anonyme Daten)
† Frauen vs. Männer

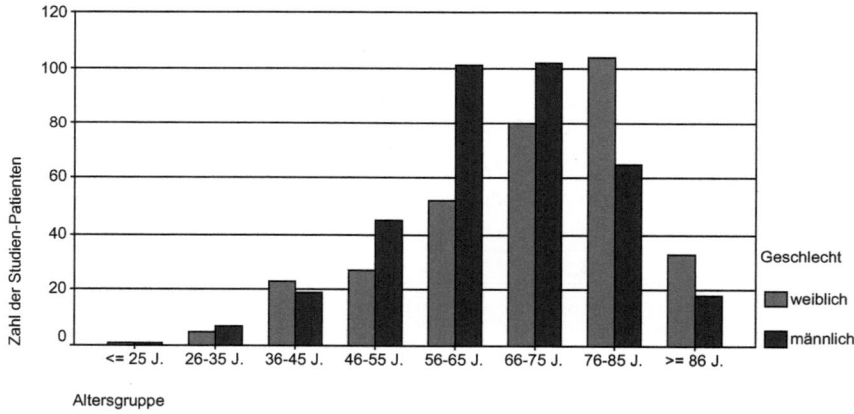

Abb. 1: Verteilung der Geschlechter in den Altersgruppen

3.2 Eigenschaften von Patienten mit Vorhofflimmern

Von 573 Patienten mit erfolgter Auswertung der Krankenakten konnte bei 117 (20,4%) ein Vorhofflimmern (VHF) mittels EKG oder 24-Stunden-EKG (einschließlich intermittierendem Vorhofflimmern) nachgewiesen werden. In 56,6% dieser Fälle wurde die Herzrhythmusstörung bereits im Notaufnahmen-EKG diagnostiziert. In den Angaben des anonymen Notaufnahmebogens fand sich bei 171 (19,7%) von 869 Patienten ein Vorhofflimmern im einfachen EKG (zur Definition der VHF-Gruppen s. Kap. 2.9; zur Übersicht s. Abb. 2).

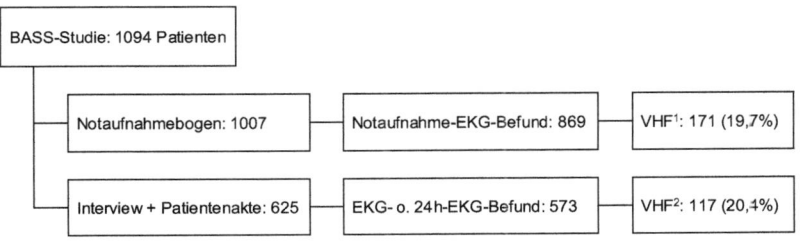

[1] „Vorhofflimmern im Notaufnahme-EKG"
[2] „Vorhofflimmern laut Patientenakte"

Abb. 2: Übersicht über die zwei verschieden definierten VHF-Gruppen (s.a. Kap. 2.9)

Patienten mit Vorhofflimmern hatten einen signifikant höheren Frauenanteil und ein höheres medianes Alter. Der Anteil dieser Patienten an der zugehörigen Altersgruppe stieg mit den Jahren deutlich an und betrug in den Altersgruppen über 75 Jahren über ein Drittel (Tab. 3 und Abb. 3).

Tab. 3: Eigenschaften von Patienten mit Vorhofflimmern (VHF): Alter, Geschlecht

	gültige Angaben	VHF mit EKG nachgewiesen	kein VHF nachweisbar	p
Frauen in %	573	55,6%	44,4%	**0,033**
medianes Alter	573	75,4 Jahre	65,3 Jahre	**<0,001**

Ergebnisse Kapitel 3.2

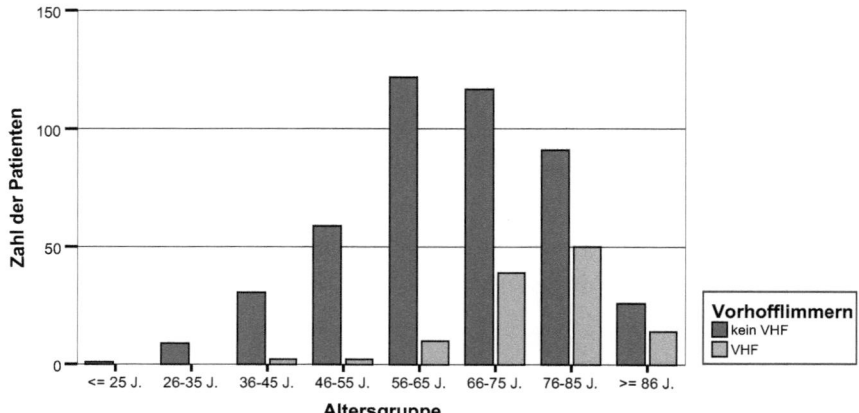

Abb. 3: Anteile der VHF-Patienten an den Altersgruppen

Patienten, bei denen bereits in dem in der Notaufnahme angefertigten EKG ein Vorhofflimmern sichtbar war, konnten in weniger als der Hälfte der Fälle interviewt werden, wogegen dies bei fast 60% der Patienten ohne Vorhofflimmern möglich war. Patienten mit Vorhofflimmern mussten häufiger beim Interview durch Angehörige unterstützt werden bzw. das Interview konnte nur mit Angehörigen durchgeführt werden (Tab. 4).

Tab. 4: Eigenschaften von Patienten mit VHF: Interviewfähigkeit

	gültige N	VHF		kein VHF		p
Interviewfähigkeit						
Interview möglich	869*	76	(44,4%)	414	(59,3%)	<0,001
Beantwortung des Interviews durch ...						
... Patient allein		83	(70,9%)	387	(84,9%)	
... Patient + Angehörige	573[†]	15	(12,8%)	29	(6,4%)	0,004
... Angehörige allein		18	(15,4%)	35	(7,7%)	

* VHF im Notaufnahme-EKG, [†] VHF im EKG nachgewiesen

3.2.1 Soziodemographische Daten

Patienten mit VHF lebten deutlich häufiger allein (52,6% vs. 32,2%, p<0,001). Auch wenn man nur Patienten im Alter über 65 Jahren und nur Frauen betrachtet, bestand ein signifikanter Unterschied zwischen Patienten mit und ohne VHF. VHF-Patienten lebten häufiger in Pflege- oder Seniorenheimen oder bei Verwandten (7,8% vs. 3,6%, p=0,049). Die große Mehrheit jedoch lebte in der eigenen (Miet-)Wohnung (92,2% vs. 96,4%). Sie hatten ebenso häufig wie Patienten ohne VHF ihren Wohnsitz in den neuen Bundesländern einschließlich Ost-Berlins (Tab. 5).

Tab. 5: Eigenschaften von Patienten mit VHF: Soziodemographische Daten

	gültige N	VHF		kein VHF		p
Patient lebt allein	561	60	(52,6%)	144	(32,2%)	<0,001
nur Frauen	262	49	(76,6%)	92	(46,5%)	<0,001
nur Patienten ≥ 65 J.	327	51	(51,0%)	88	(38,8%)	0,039
nur Frauen ≥ 65 J.	174	44	(77,2%)	72	(61,5%)	0,040
Patient wohnt ...						
in der eigenen Wohnung	562	106	(92,2%)	431	(96,4%)	0,049
bei Verwandten, im Senioren- oder Pflegeheim, Sonstiges		9	(7,8%)	16	(3,6%)	
Wohnsitz in den neuen Bundesländern	559	44	(38,9%)	171	(38,3%)	0,950

Patienten mit VHF hatten eine geringere Schulbildung, mehrheitlich auf Volksschulniveau (8 Klassen; 60,7% vs. 47,8%, p=0,022). Entsprechend ihrer Altersverteilung waren sie fast alle im Ruhestand (94,8% bzw. 64,0%, p<0,001). Sie nannten tendenziell ein geringeres Einkommen, es bestand jedoch kein signifikanter Unterschied zwischen den beiden Gruppen. Der Anteil an privat Krankenversicherten war gleich (Tab. 6).

Tab. 6: Eigenschaften von Patienten mit VHF: Soziodemographische Daten (fortgesetzt)

	gültige N	VHF		kein VHF		p
Schulabschluss						
Volks- oder Hauptschule	558	68	(60,7%)	213	(47,8%)	0,022
Realschule, POS		11	(9,8%)	89	(20,0%)	
Fach-/ Hochschulreife		21	(18,8%)	106	(23,8%)	
anderer o. kein Abschluss		12	(10,7%)	38	(8,5%)	
Patient ist im Vor-/ Ruhestand	562	109	(94,8%)	286	(64,0%)	<0,001
Einkommensverhältnisse						
< 1000 DM	368	2	(3,1%)	14	(4,6%)	0,095
1000 bis < 2500 DM		27	(41,5%)	85	(28,1%)	
2500 bis < 4000 DM		22	(33,8%)	99	(32,7%)	
≥ 4000 DM		14	(21,5%)	105	(34,7%)	
wie krankenversichert? *						
gesetzlich	555	107	(95,5%)	403	(91,0%)	0,202
privat		4	(3,6%)	33	(7,4%)	

* fehlende Prozentpunkte: Selbstzahler (N=1), Sozialamt (N=7)

3.2.2 Lebensstil

Patienten mit Vorhofflimmern rauchten deutlich seltener als Patienten ohne VHF (13,9% bzw. 30,8%), allerdings hatten sie häufiger früher geraucht; mehr Patienten mit VHF als ohne hatten noch nie geraucht (44,3% bzw. 35,3%, p=0,001). Die Menge des konsumierten Tabaks gemessen in Packungsjahren (Packungen/Tag * Raucherjahre) unterschied sich weder bei aktuellen noch bei früheren Rauchern mit und ohne VHF. Frühere Raucher mit VHF hatten zu 85,7% bereits vor über 10 Jahren das Rauchen aufgegeben im Gegensatz zu 60,6% der früheren Raucher ohne VHF (Tab. 7).

Tab. 7: Eigenschaften von Patienten mit VHF: Lebensstil

	N	VHF		kein VHF		p
Rauchen Sie?						
ja, ich rauche		16	(13.9%)	138	(30.8%)	
ich habe früher geraucht	563	48	(41.7%)	152	(33.9%)	**0,001**
ich habe noch nie geraucht		51	(44.3%)	158	(35.3%)	
für Raucher:						
Packungsjahre (Median)	147	26,5		30,4		0,379
für frühere Raucher:						
Packungsjahre (Median)	183	20,0		15,0		0,807
seit ≤10 Jahren aufgehört	184	6	(14,3%)	56	(39,4%)	-

Patienten mit VHF nahmen seltener alkoholische Getränke zu sich als solche ohne VHF (34,8% bzw. 56,2%, p<0,001). Wenn sie Alkohol tranken, nahmen sie im Durchschnitt weniger Drinks zu sich (Median: 0,43 bzw. 0,86 Drinks pro Tag, p=0,012). Dabei entspricht ein Drink z. B. einem Glas Bier zu 0,3 l, einem Glas Wein zu 1 dl oder einem Glas Schnaps o. ä. Hochprozentigen zu 2 cl. Ein Drink enthält etwa 10 - 12 g reines Ethanol.

Die Ernährung mit Obst und Gemüse sowie die Anzahl der Stunden körperlicher Aktivität pro Woche waren bei beiden Patientengruppen ähnlich (Tab. 8).

Tab. 8: Eigenschaften von Patienten mit VHF: Lebensstil (fortgesetzt)

	N	VHF		kein VHF		p
Nehmen Sie alkoholische Getränke zu sich?						
ja	562	40	(34,8%)	251	(56,2%)	**<0,001**
Drinks pro Tag (Median)	279	0,43		0,86		**0,012**
Wie häufig essen Sie Obst oder Gemüse?						
mehrmals täglich	560	40	(35,1%)	177	(39,7%)	0,368
Wie viele Stunden pro Woche sind Sie durchschnittlich körperlich aktiv?						
Stunden/Woche (Median)	558	2,0		2,0		0,714

3.2.3 Lebensqualität

Die Lebensqualität der Patienten *vor* dem Schlaganfall-Ereignis wurde mit dem Fragebogen SF-12 untersucht. Die überwiegende Mehrheit (62, 4% bzw. 69,2%) beider Patientengruppen schätzte ihren Gesundheitszustand als „gut", „sehr gut" oder „ausgezeichnet" ein.

Patienten mit VHF erreichten auf der körperlichen Summenskala (physical component summary, PCS) signifikant niedrigere Werte als Patienten ohne VHF (Median 41,4 bzw. 49,0, p<0,001). Mit dem Alter nahmen die PCS-Werte bei den VHF-Patienten deutlich ab. Frauen hatten bei beiden Patientengruppen und in allen Altersstufen geringere PCS-Werte als Männer.

Die Werte der psychischen Summenskala (mental component summary, MCS) dagegen waren bei Patienten mit und ohne VHF, in jedem Alter und bei beiden Geschlechtern etwa gleich verteilt (Tab. 9).

Tab. 9: Eigenschaften von Patienten mit VHF: Lebensqualität (SF-12)

	N	VHF	kein VHF	p
Wie schätzen Sie Ihren Gesundheitszustand allgemein ein?				
gut, sehr gut, ausgezeichnet	531	68 (62,4%)	292 (69,2%)	0,175
weniger gut, schlecht		41 (37,6%)	130 (30,8%)	
körperliche Summenskala (PCS, Median)	494	41,4	49,0	**<0,001**
Alter < 60 J.	143	51,0	50,4	0,424
≥ 60 bis ≤ 70 J.	494	41,4	49,0	**<0,001**
Frauen	225	*35,1*	*46,1*	***0,003***
Männer	269	*44,1*	*50,1*	***0,011***
> 70 J.	217	36,3	46,9	**<0,001**
Frauen	118	*35,1*	*43,4*	***0,033***
Männer	99	*37,0*	*49,8*	***0,002***
psychische Summenskala (MCS, Median)	494	52,1	53,6	0,240

3.3 Medizinische Anamnese und ambulante Versorgung

Patienten mit Vorhofflimmern hatten häufiger Vorerkrankungen, die Risikofaktoren für einen Schlaganfall darstellen. Dabei stimmten Patientenaussagen und ärztliche Angaben über Vorerkrankungen in der Krankenakte meist gut überein. Eine Ausnahme stellte die Angabe von „Durchblutungsstörungen in den Beinen" dar.

69,3% der VHF-Patienten wussten, dass sie eine Herzrhythmusstörung haben. Insgesamt hatten 95,7% der VHF-Patienten eine der erfragten Vorerkrankungen im Vergleich zu 74,9% der Patienten ohne VHF (p<0,001). Familiäre Risikofaktoren wie Schlaganfall oder Herzinfarkt bei einem Verwandten waren gleich verteilt (Tab. 10).

Tab. 10: ambulante medizinische Versorgung: Vorerkrankungen

	N	VHF		kein VHF		p
		nach Angaben durch ...				
Vorerkrankungen:		Arzt	*Patient*	Arzt	*Patient*	
Herzrhythmusstörung	480	76,1%	*69,3%*	19,9%	*23,6%*	**<0,001** *
Bluthochdruck	531	72,3%	*61,7%*	55,8%	*51,0%*	**0,002** *
Diabetes mellitus	508	38,5%	*36,5%*	24,6%	*20,7%*	**0,004** *
früherer Schlaganfall	544	28,9%	*27,2%*	19,3%	*18,1%*	**0,025** *
Herzschwäche	441	27,8%	*27,0%*	7,8%	*9,2%*	**<0,001** *
früherer Herzinfarkt	468	17,5%	*20,9%*	12,4%	*9,6%*	0,188 *
Durchblutungsstörungen in den Beinen	426	16,1%	*27,0%*	11,4%	*20,9%*	0,223 *
erhöhte Blutfette	466	16,0%	*22,6%*	32,0%	*33,4%*	**0,002** *
verengte Halsschlagadern	416	5,5%	*7,8%*	6,2%	*8,2%*	0,815 *
irgendeine der o.g. Vorerkrankungen	563	95,7%	*91,3%*	74,9%	*80,8%*	**<0,001** *
nur Patienten ≥ 65 J.	334	96,1%	*90,1%*	78,8%	*84,3%*	**<0,001** *
nur Frauen ≥ 65 J.	178	94,8%	*87,9%*	80,0%	*84,9%*	**0,010** *
familiäre Risikofaktoren						
Schlaganfall in der Familie	471	-	*31,5%*	-	*38,8%*	0,196 [†]
Herzinfarkt in der Familie	459	-	*21,1%*	-	*24,7%*	0,479 [†]

* nach ärztlichen Angaben
[†] nach Angaben der Patienten, keine ärztlichen Angaben hierzu erfasst

Mit Ausnahme der Lipidsenker wurden alle erfragten Medikamente signifikant häufiger von Patienten mit VHF eingenommen (Tab. 11):

Tab. 11: ambulante medizinische Versorgung: Vormedikation

	gültige N	VHF		kein VHF		p
Vitamin-K-Antagonisten	545	17	(15,0%)	28	(6,5%)	**0,003**
Thrombozyten-Aggregationshemmer	545	53	(46,5%)	139	(32,3%)	**0,005**
ACE-Hemmer	537	44	(38,9%)	102	(24,1%)	**0,002**
β-Blocker	537	49	(43,0%)	112	(26,5%)	**0,001**
Calciumkanal-Antagonisten	538	34	(29,8%)	59	(13,9%)	**<0,001**
Diuretika	537	39	(34,2%)	61	(14,4%)	**<0,001**
Digitalis-Präparate	543	41	(36,0%)	24	(5,6%)	**<0,001**
Lipidsenker	543	13	(11,4%)	59	(13,8%)	0,511
Antidiabetika einschl. Insulin	543	31	(27,4%)	74	(17,2%)	**0,014**
Sonstiges	546	81	(71,1%)	253	(58,6%)	**0,015**

Während knapp die Hälfte (46,5%) der Patienten mit Vorhofflimmern vor dem Schlaganfallereignis Thrombozytenaggregationshemmer erhielt, nahm nur eine Minderheit von 15,0% orale Antikoagulanzien vom Typ der Vitamin-K-Antagonisten ein. Der Anteil an VHF-Patienten mit gerinnungshemmender Medikation in Untergruppen, die Hochrisikofaktoren für einen ischämischen Schlaganfall [39] darstellen, war etwa gleich (Tab. 12).

Tab. 12: ambulante medizinische Versorgung: Gerinnungshemmende Medikation

	gültige Angaben N		orale Vitamin-K-Antagonisten		Thrombozyten-aggregationshemmer	
***nur* Patienten mit VHF**	113	(100%)	17	(15,0%)	53	(46,5%)
VHF ist dem Patient bekannt	76	(67,3%)	14	(18,4%)	38	(50,0%)
früherer Schlaganfall *	32	(28,3%)	6	(18,8%)	18	(56,3%)
Herzschwäche *	27	(23,9%)	4	(15,4%)	15	(55,6%)
Bluthochdruck *	78	(69,0%)	14	(18,2%)	38	(48,7%)
Frauen ≥ 75 Jahre *	41	(36,3%)	5	(12,5%)	18	(43,9%)
keinen der o.g. Risikofaktoren	9	(8,0%)	0	(0%)	6	(66,7%)

* Hochrisikofaktoren für ischämischen Schlaganfall nach [39]

Von 17 VHF-Patienten mit oralen Vitamin-K-Antagonisten waren bei 14 die INR-Werte bei Aufnahme ins Krankenhaus bekannt: Nur 7 (50%) hatten eine INR zwischen 2 und 3,5; 1 Patient hatte einen Wert von 3,98; bei 6 Patienten lagen die Werte unter 2,0.

3.4 Symptomatik der Schlaganfall-Ereignisse

3.4.1 Selbstgeschilderte Symptome der Patienten

Patienten mit und ohne Vorhofflimmern unterschieden sich nicht hinsichtlich der von ihnen selbst geschilderten Symptome, lediglich Sprachstörungen waren etwas, aber nicht signifikant häufiger bei Patienten mit VHF.

Die meistgenannten Symptome waren: Gangunsicherheit, Schwächegefühl bzw. Taubheitsgefühl in einem Körperteil, Sprachstörung, Schwindel oder Übelkeit; diese Symptome wurden jeweils von über 50% der Patienten berichtet. Etwa ein Viertel der Patienten hatte noch andere als die erfragten Beschwerden (Tab. 13).

Tab. 13: Selbstgeschilderte Symptome der Patienten

	gültige N	VHF		kein VHF		p
Gangunsicherheit	521	68	(66,0%)	297	(71,1%)	0,318
Schwächegefühl in einem Körperteil	537	62	(59,0%)	265	(61,3%)	0,666
Sprachstörung	543	63	(57,8%)	208	(47,9%)	0,065
Schwindel und/oder Übelkeit	534	56	(53,8%)	229	(53,8%)	0,914
Taubheitsgefühl in einem Körperteil	521	51	(50,5%)	226	(53,8%)	0,549
Kopfschmerzen	528	34	(33,0%)	138	(32,5%)	0,917
hängender Mundwinkel	514	33	(31,7%)	123	(31,7%)	0,732
Sehstörung	532	31	(29,8%)	131	(30,6%)	0,874
andere Beschwerden	539	24	(22,9%)	124	(28,6%)	0,239
Nackenschmerzen	525	19	(18,3%)	72	(17,1%)	0,778

3.4.2 Ärztlich festgestellte Symptome (NIH-SS-Items)

Das häufigste Symptom in der neurologischen Untersuchung interviewter Patienten mit über 50% war die Parese einer oder mehrerer Extremitäten, diese war auch bei Patienten mit VHF häufiger als bei solchen ohne VHF (64,1% bzw. 53,6%, p=0,047). Weitere signifikant häufigere Symptome waren: Aphasie, Gesichtsfeldeinschränkung, Einschränkung der Orientierung und der Befolgung von Aufforderungen (Tab. 14).

Tab. 14: Ärztlich festgestellte Symptome (NIH-SS-Items) bei interviewten Patienten

Symptomenkatalog der NIH-SS *	gültige N	VHF		kein VHF		p
Extremitätenparese	565	75	(64,1%)	240	(53,6%)	**0,041**
Fazialisparese	564	60	(51,3%)	197	(44,1%)	0,163
Sensibilität eingeschränkt	562	44	(37,6%)	179	(40,2%)	0,607
Aphasie	564	37	(31,6%)	84	(18,8%)	**0,003**
Dysarthrie	561	32	(27,4%)	122	(27,5%)	0,978
Gesichtsfeld eingeschränkt	562	27	(23,3%)	53	(11,9%)	**0,002**
Extremitätenataxie	559	26	(22,2%)	97	(21,9%)	0,949
Orientierung eingeschränkt	560	24	(20,5%)	40	(9,0%)	**0,001**
Blickparese	565	23	(19,7%)	66	(14,7%)	0,193
Vigilanz eingeschränkt	565	19	(16,2%)	47	(10,5%)	0,085
Befolgung von Aufforderungen eingeschränkt	563	18	(15,4%)	23	(5,2%)	**<0,001**
Neglect	563	14	(12,0%)	37	(8,3%)	0,218

* Reihenfolge geändert, Werte ≥1 als vorhanden zusammengefasst

Betrachtet man die NIH-SS-Ergebnisse für alle, auch nicht-interviewte Patienten, werden die Unterschiede noch deutlicher: Patienten mit VHF im Notaufnahmen-EKG hatten hochsignifikant häufiger Extremitäten-, Fazialis- und Blickparesen, waren aphasisch, und das Bewusstsein / die Orientierung waren eingeschränkt (Tab. 15).

Tab. 15: Ärztlich festgestellte Symptome (NIH-SS-Items) bei allen Patienten

Symptomenkatalog der NIH-SS *	gültige N	VHF lt. NA-EKG [†]		kein VHF		p
Extremitätenparese	856	129	(77,2%)	422	(61,2%)	<0,001
Fazialisparese	853	112	(67,1%)	361	(52,6%)	<0,001
Sensibilität eingeschränkt	849	63	(38,0%)	274	(40,1%)	0,609
Aphasie	855	82	(49,1%)	203	(29,5%)	<0,001
Dysarthrie	853	54	(32,3%)	195	(28,4%)	0,319
Gesichtsfeld eingeschränkt	853	29	(17,6%)	86	(12,5%)	0,086
Extremitätenataxie	846	28	(16,9%)	125	(18,4%)	0,649
Orientierung eingeschränkt	849	74	(44,3%)	165	(24,2%)	<0,001
Blickparese	855	64	(38,3%)	152	(22,1%)	<0,001
Vigilanz eingeschränkt	856	62	(37,1%)	139	(20,2%)	<0,001
Befolgung von Aufforderungen eingeschränkt	852	54	(32,5%)	117	(17,1%)	<0,001
Neglect	855	28	(16,8%)	80	(11,6%)	0,073

* Reihenfolge geändert, Werte ≥1 als vorhanden zusammengefasst
[†] Vorhofflimmern laut Notaufnahmen-EKG

3.4.3 Ausmaß des Schlaganfalls: NIH-SS-Summe

VHF-Patienten hatten signifikant höhere Summenscores in der NIH-SS, was durchschnittlich schwerere oder ausgedehntere neurologische Defizite bedeutet. Allerdings hatten die interviewten Patienten deutlich niedrigere NIH-SS-Summen (5 bzw. 3, p<0,001) im Vergleich zu den Patienten, bei denen kein Interview möglich war und von denen nur der anonyme Notaufnahmebogen in die Auswertung einging (12 bzw. 7, p<0,001). Der Unterschied zwischen Patienten mit und ohne VHF blieb aber signifikant, auch wenn man Untergruppen mit möglichen Risikofaktoren betrachtet (Tab. 16):

Tab. 16: Ausmaß des Schlaganfalls: NIH-SS-Summe

	gültige N	VHF	kein VHF	p
		mediane NIH-SS-Summe		
VHF laut Patientenakte, Interview durchgeführt	565	5	3	<0,001
VHF im Notaufnahmen-EKG, kein Interview möglich	372	12	7	<0,001
bei interviewten Patienten (VHF laut Patientenakte):				
Alter ≥ 65 Jahre	332	4	3	0,026
Vorerkrankung	441	4,5	3	0,002
weibliches Geschlecht	264	6	3	<0,001
Alter ≥ 65 J. und Vorerkrankung	282	4	3	0,034
Alter ≥ 65 Jahre und weiblich	176	5,5	3	0,001
Alter ≥ 65 Jahre, weiblich und Vorerkrankung	150	5	3	0,003

3.5 Verhalten in der Prähospitalphase

3.5.1 Kenntnisse der Patienten über Schlaganfall und Einschätzen der Symptome

66,4% der Patienten mit VHF bzw. 76,2% der Patienten ohne VHF sagten aus, vor ihrem Ereignis gewusst zu haben, was ein Schlaganfall ist (p=0,04). Dabei hatten VHF-Patienten häufiger mit ihrem Hausarzt über dieses Thema gesprochen. Fast drei Viertel der Patienten mit VHF und über 80% der Patienten ohne VHF hatten sich in den Medien über das Thema Schlaganfall informiert. Über die Hälfte der Patienten mit und ohne VHF hatte im Familien- oder Freundeskreis schon einen Schlaganfall miterlebt und bezog daraus ihr Vorwissen (Tab. 17).

Tab. 17: Kenntnisse der Patienten über Schlaganfall

	gültige N	VHF		kein VHF		p
Haben Sie vor dem Krankenhausaufenthalt gewusst, was ein Schlaganfall ist?						
ja	555	75	(66,4%)	337	(76,2%)	**0,032**
Wenn ja, woher haben Sie es gewusst? *						
vom Hausarzt	401	30	(44,1%)	102	(30,6%)	**0,031**
aus den Medien	404	52	(74,3%)	275	(82,3%)	0,119
in meiner Familie/ Freundeskreis hat es schon einen Schlaganfall gegeben	405	40	(55,6%)	196	(58,9%)	0,606
Was haben Sie vor dem Krankenhausaufenthalt über Schlaganfall gedacht?						
"bei einem Schlaganfall kann man sowieso nichts machen"		1	(0,9%)	8	(1,8%)	
"ein Schlaganfall muss zwar ärztlich behandelt werden, aber es eilt nicht so"	505	5	(4,6%)	30	(6,8%)	0,523
"ein Schlaganfall ist ein Notfall, bei dem man sofort in die Klinik muss"		67	(61,5%)	283	(64,2%)	
keine dieser Antworten		36	(33,0%)	120	(27,2%)	

* Mehrfachantworten möglich

Die allgemeine Einschätzung der medizinischen Dringlichkeit eines Schlaganfalls war bei Patienten mit und ohne VHF sehr ähnlich verteilt: 61,5% bzw. 64,2% schlossen sich der Aussage an, "ein Schlaganfall ist ein Notfall, bei dem man sofort ins Krankenhaus muss". Nur wenige meinten, "der Schlaganfall muss zwar ärztlich behandelt werden, aber es eilt nicht so". Einzelne glaubten, "bei einem Schlaganfall kann man sowieso nichts machen". 33,0% bzw. 27,2% konnten sich für keine dieser Aussagen entscheiden (Tab. 17).

Ihre eigenen Beschwerden schätzten Patienten mit VHF sehr ähnlich ein wie solche ohne Herzrhythmusstörung. Nur etwas mehr als ein Viertel beider Untergruppen (29,0% bzw. 28,3%) erkannte die Symptome als Zeichen eines Schlaganfalls. In etwa gleich groß ist der Teil der Patienten, der seine Symptome für "nichts Ernsthaftes, einen Schwächeanfall, ein allgemeines Unwohlsein" hielt. Weitere 42,0% bzw. 42,5% der Patienten hielten ihre Symptome für eine andere Erkrankung (p=0,990).

Etwa die Hälfte der Patienten (45,8% bzw. 50,0%) meinten, ihre Beschwerden seien „dringend, ich muss sofort Hilfe holen". Die Beschwerden traten weit überwiegend plötzlich auf. Etwa ein Viertel (28,9% bzw. 28,5%) der Patienten beider Untergruppen hatte schon einmal ähnliche Symptome (Tab. 18).

Tab. 18: Einschätzen der Symptome durch die Patienten

	gültige N	VHF		kein VHF		p
Was haben Sie zuerst gedacht, als die Beschwerden auftraten? Es ist ...						
... ein Schlaganfall		29	(29,0%)	122	(28,3%)	
... nichts Ernsthaftes, allgemeines Unwohlsein, ein Schwächeanfall	531	29	(29,0%)	126	(29,2%)	0,990
... Sonstiges		42	(42,0%)	183	(42,5%)	
Haben Sie die Beschwerden für dringend gehalten?						
ja, ich muss sofort Hilfe holen	543	49	(45,8%)	218	(50,0%)	0,436
nein		58	(54,2%)	218	(50,0%)	
Sind die Beschwerden plötzlich aufgetreten?						
ja	540	95	(86,4%)	370	(86,0%)	0,932
Haben Sie diese Beschwerden schon einmal bemerkt?						
ja	560	33	(28,9%)	127	(28,5%)	0,921

3.5.2 Hilfesuchen

Die Situation zu Beginn ihrer Symptomatik war für Patienten mit und ohne VHF ähnlich: über die Hälfte (54,0% bzw. 57,7%) war mit Bezugspersonen (Verwandte, Freunde, Kollegen, Nachbarn) zusammen; 44,2% bzw. 37,6% der Betroffenen waren allein; nur Einzelne unter Fremden. Entsprechend wurden Bezugspersonen in mehr als der Hälfte der Fälle (62,3% bzw. 59,1%) als Erste um Hilfe gerufen, Fremde nur selten. Medizinisches Personal (Hausarzt, Kassenärztlicher Notdienst, Feuerwehr, Krankentransport, Notaufnahme direkt) wurde von 18,4% der Patienten mit VHF bzw. 27,1% der Patienten ohne VHF direkt kontaktiert. Immerhin 15,8% bzw. 8,9% der Patienten hatten niemanden, an den sie sich wenden konnten. In der weit überwiegenden Zahl der Fälle holte oder alarmierte nicht der Patient selbst, sondern eine Bezugsperson medizinische Hilfe (83,7% bzw. 74,2%: Tab. 19).

Tab. 19: Verhalten in der Prähospitalphase: Hilfesuchen

	gültige N	VHF		kein VHF		p
Als die Beschwerden begonnen haben, waren Sie ... ?						
... allein		50	(44,2%)	168	(37,6%)	
... mit Bezugsperson zusammen	560	61	(54,0%)	258	(57,7%)	0,209
... unter Fremden		2	(1,8%)	21	(4,7%)	
Wen haben Sie als Erstes um Hilfe gerufen ?						
Bezugsperson		71	(62,3%)	264	(59,1%)	
Fremde	561	4	(3,5%)	22	(4,9%)	0,062
medizinisches Personal		21	(18,4%)	121	(27,1%)	
niemanden		18	(15,8%)	40	(8,9%)	
Wer hat die medizinische Hilfe alarmiert/geholt ?						
ich selbst	418	15	(16,3%)	84	(25,8%)	0,059
eine andere Person		77	(83,7%)	242	(74,2%)	

3.5.3 Ursachen für prähospitale Verzögerungen

Auf dem Aufnahmebogen, der vom Neurologen in der Notaufnahme ausgefüllt wurde, wurden Angaben der Patienten bzw. der Angehörigen zu Tag und Uhrzeit des Beginns der Symptomatik bzw. Zeitpunkt des Bemerkens der Symptomatik (z.B. beim Erwachen nach Schlaf, bei Bewusstlosigkeit) festgehalten. Nach diesen Angaben kann man die Patienten in drei Gruppen - je nach der Verzögerung bis zum Eintreffen in der Notaufnahme - einteilen (Tab. 20):

Tab. 20: Verzögerung vom Beginn der Symptomatik bis zur Ankunft in der Notaufnahme

	N	≤ 3 h		> 3 bis ≤ 6 h		> 6 h	
... nach bekanntem Ereigniszeitpunkt	519	316	(60,9%)	70	(13,5%)	133	(25,6%)
... (bei unbekannter Ereigniszeit) nach Bemerkenszeitpunkt	313	169	(54,0%)	39	(12,5%)	105	(33,5%)
zusammen nach "strenger" Definition *	832	316	(38,0%)	70	(8,4%)	446	(53,6%)
zusammen nach "weiter" Definition †	832	485	(58,2%)	109	(13,1%)	238	(28,6%)

* "strenge" Definition: alle Patienten mit unbekanntem Ereigniszeitpunkt werden in die Gruppe mit längsten Verzögerung eingeordnet (s. Kap. 2.9),
† „weite" Definition: auch Patienten mit unbekanntem Ereigniszeitpunkt werden gemäß der Zeitdauer zwischen Bemerken der Symptome und Ankunft in der Notaufnahme in die Verzögerungsgruppen eingeordnet

Um das Verhalten der Patienten besser beurteilen zu können, ist es sinnvoll, die Zeit vom Symptombeginn bis zur Ankunft im Krankenhaus noch weiter zu unterteilen: Betrachtet wird die Dauer vom Symptombeginn bzw. ersten Bemerkens der Symptome bis zum Ruf medizinischer Hilfe („Überlegenszeit", Abb. 4), die vom Verhalten der Patienten und ihrer Bezugspersonen abhängt, sowie die Dauer ab dem Hilferuf bis zum Eintreffen im Krankenhaus („Transportdauer", Abb. 5).

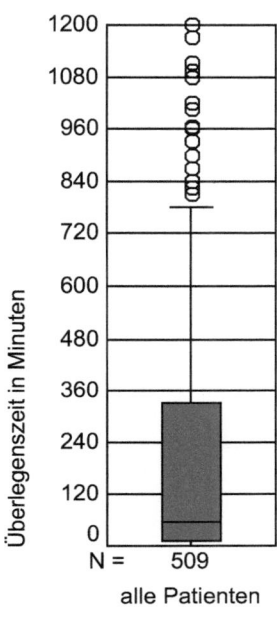

Abb. 4: Überlegenszeit

Im Boxplot der Überlegenszeit zeigte sich eine deutliche Streuung der Werte, wobei sich drei Viertel der Patienten innerhalb von 6 Stunden entschieden zu handeln, der Median lag bei 57 Minuten (Abb. 4).

Die Transportdauer dagegen zeigte kompaktere Werte: fast drei Viertel der Patienten erreichten innerhalb von einer Stunde das Krankenhaus, die Übrigen fast alle innerhalb von zwei Stunden, der Median lag bei 37 Minuten (Abb. 5).

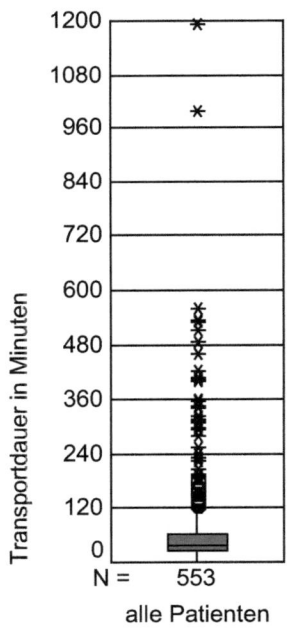

Abb. 5: Transportdauer

Die Transportdauer hing vor allem von der Art des zu Hilfe gerufenen medizinischen Dienstes ab, wie folgender vergleichender Boxplot verdeutlicht:

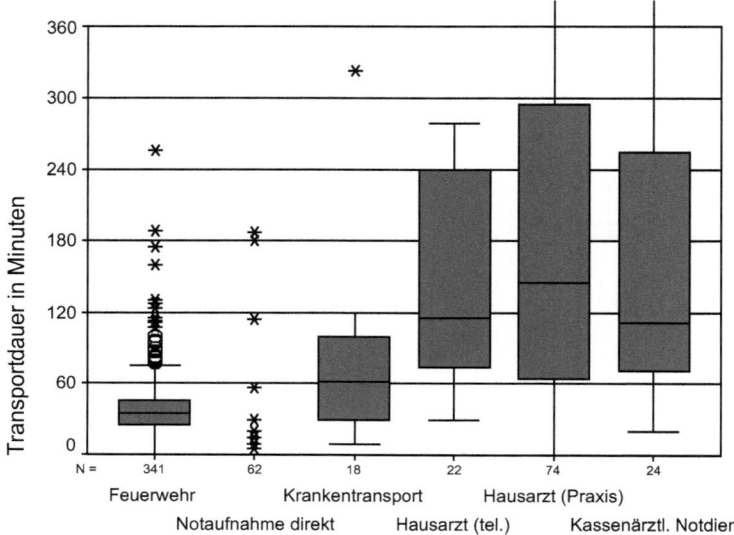

Abb. 6: Transportdauer bei verschiedenen medizinischen Diensten

Der direkte Transport von der Wohnung zur Notaufnahme durch Rettungswagen (Feuerwehr u.ä. Sanitätsdienste), Krankentransport oder Angehörige der Patienten selbst („Notaufnahme direkt") war deutlich schneller, als wenn die Patienten erst den Hausarzt oder den Kassenärztlichen Notdienst zu Rate zogen (Abb. 6).

Ob ein Patient innerhalb des 3-Stunden-Fensters im Krankenhaus ankam, hing in erster Linie von seiner persönlichen Überlegenszeit ab. Aber auch der Transport dauerte bei spät kommenden Patienten deutlich länger, sie benutzten häufiger „langsame" medizinische Dienste (Tab. 21, Abb. 7, Abb. 8, Abb. 9).

Tab. 21: Verhalten in der Prähospitalphase

	N	≤3 h	>3 - ≤6 h	>6 h	p
Überlegenszeit (Median, in min)	492	16	195	1012,5	< 0,001
Transportzeit (Median, in min)	492	35	45	61	< 0,001

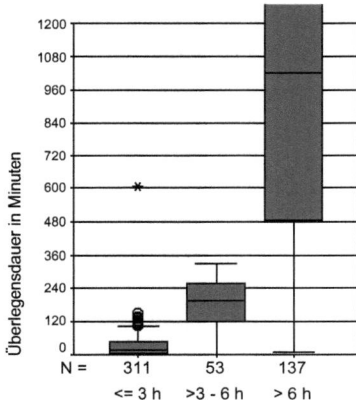

Abb. 7: Überlegensdauer in Zeitgruppen

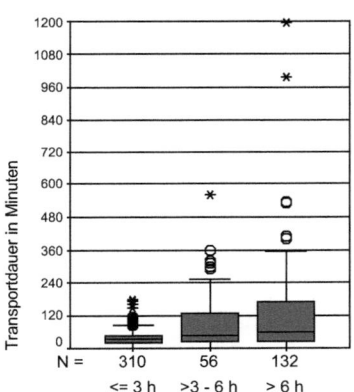

Abb. 8: Transportdauer in Zeitgruppen

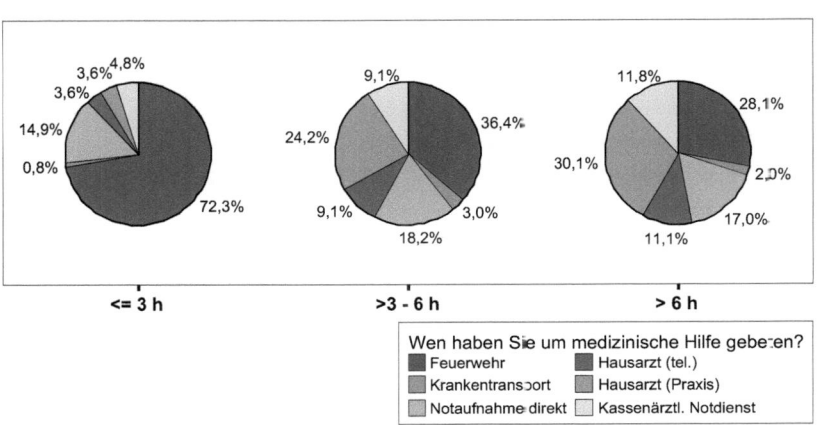

Abb. 9: Nutzung der medizinischen Dienste innerhalb der Zeitgruppen

3.5.4 Prähospitale Verzögerung bei VHF-Patienten

Patienten mit VHF kamen insgesamt durchschnittlich schneller ins Krankenhaus. Zwar unterschieden sich VHF-Patienten hinsichtlich ihrer Überlegenszeit nicht signifikant von den anderen Patienten. Ihre Transportdauer war allerdings wesentlich kürzer (28 bzw. 40 Minuten, p=0,008), wobei Patienten mit einem hohen NIH-SS-Score oder mit früherem Schlaganfall besonders schnell waren. VHF-Patienten nutzten häufiger die Dienste der Feuerwehr und konsultierten seltener zuerst den Hausarzt telefonisch oder in der Praxis (Tab. 22).

Tab. 22: Prähospitale Verzögerung bei VHF-Patienten

	N	VHF	kein VHF	p
Überlegenszeit (Median)	265	45 min.	60 min.	0,230
Transportzeit (Median)	265	28 min.	40 min.	**0,008**
nur Frauen	130	28 min.	40 min.	0,287
Alter ≥ 65 J.	171	30 min.	40 min.	0,282
Vorerkrankung	253	28 min.	41 min.	**0,009**
früherer Schlaganfall	60	20 min.	35,5 min.	0,071
Transport mit Feuerwehr	161	28 min.	35 min.	**0,037**
NIH-SS ≥ 4	154	26 min.	40 min.	**0,041**
erstkontaktierter medizinischer Dienst				
Feuerwehr		62 (56.9%)	194 (44.9%)	
Notaufnahme direkt		19 (17.4%)	94 (21.8%)	
Krankentransport	541	6 (5.5%)	21 (4.9%)	**0,026**
Hausarzt (Praxis)		10 (9.2%)	88 (20.4%)	
Hausarzt (telefonisch)		8 (7.3%)	15 (3.5%)	
Kassenärztlicher Notdienst		4 (3.7%)	20 (4.6%)	
Verzögerung [1] vom Symptombeginn bis zur Ankunft im Krankenhaus ...				
≤ 3 Stunden		57 (60.6%)	188 (52.4%)	
> 3 bis ≤ 6 Stunden	453	18 (19.1%)	48 (13.4%)	**0,025**
> 6 Stunden		19 (20.2%)	123 (34.3%)	

* nach „weiter" Definition: s. Kap. 3.5.3

3.6 Klinische Diagnostik und Versorgung

Diagnostische Prozeduren und therapeutische Maßnahmen wurden durch die Angaben auf dem Notaufnahmebogen und durch mehrzeitige Auswertung der Krankenakten untersucht. Um auszuschließen, dass schon allein durch den Versorgungstyp des behandelnden Krankenhauses Unterschiede zwischen den Patientengruppen entstehen, wurde die Verteilung der Patienten auf die Häuser bestimmt. Man kann feststellen, dass die Patienten gleichmäßig verteilt waren (Tab. 23):

Tab. 23: Klinische Versorgung: Krankenhaus-Typ

	gültige N	VHF		kein VHF		p
Universitätsklinikum mit Maximalversorgung	573	54	(46,2%)	208	(45,6%)	0,918
städtisches Krankenhaus mit Regelversorgung		63	(53,3%)	248	(54,4%)	

3.6.1 Notfalldiagnostik und intrahospitale Verzögerungen

Auf dem Notaufnahmebogen wurden durch den Neurologen Details zu den akutdiagnostischen Maßnahmen festgehalten. Alle (100%) eingeschlossenen Patienten wurden von neurologischen Fachärzten gesehen, erhielten in der Notaufnahme ein EKG sowie ein cerebrales CT oder MRT.

Es gab allerdings erhebliche Verzögerungen: Die mediane Zeit bis zur Konsultation durch einen Neurologen sowie bis zur Erstellung und Interpretation eines EKGs lag insgesamt bei 22 Minuten, die mediane Zeitdauer bis zur Durchführung einer cerebralen Bildgebung bei gesamtdurchschnittlich 94,5 Minuten. Die apparative Diagnostik wurde bei Patienten mit VHF signifikant schneller durchgeführt als bei Patienten ohne VHF (Tab. 24).

Die mediane Zeitdauer von der Ankunft in der Notaufnahme bis zur Durchführung einer cerebralen Bildgebung wurde beispielhaft in Untergruppen untersucht. Dabei zeigte sich, dass schwere Erkrankungen (NIH-SS-Summe min. 4), der Transport durch die Feuerwehr und ein nur kurz (unter 3 Stunden) zurückliegender

Symptombeginn die intrahospitalen Prozesse beschleunigte; anamnestische und demographische Faktoren blieben dagegen ohne Einfluss (Tab. 24).

Tab. 24: Notfalldiagnostik und intrahospitale Verzögerungen

mediane Zeitdauer bis zur ...	N	VHF im NA-EKG *	kein VHF	p
... Konsultation durch Neurologen	907	18 min.	23 min.	0,075
... Erstellung eines 12-Kanal-EKGs	907	18 min.	23 min.	**0,007**
... Durchführung cerebraler Bildgebung	676	79 min.	100 min.	**0,007**
mediane Zeitdauer bis zur Durchführung cerebraler Bildgebung in Untergruppen				
Alter >= 65 Jahre	163	81 min.	102 min.	**0,027**
Frauen	162	69 min.	105 min.	**0,034**
Männer	141	102 min.	97 min.	0,825
Vorerkrankungen	222	83 min.	105 min.	0,174
früherer Schlaganfall	59	80 min.	106 min.	0,206
NIH-SS-Summe >= 4	371	77,5 min.	82 min.	0,339
NIH-SS-Summe < 4	196	105 min.	128,5 min.	0,342
Transport durch Feuerwehr	151	75,5 min.	82 min.	0,496
Transport durch anderen med. Dienst	120	108 min.	133 min.	0,838
Symptombeginn < 3 Stunden †	300	74 min.	87,5 min.	**0,016**
Symptombeginn >= 3 Stunden †	163	106 min.	108 min.	0,862

* Vorhofflimmern im Notaufnahme-EKG
† nach „weiter" Definition (s. Kapitel 2.9 und 3.5.3)

3.6.2 Schlaganfall-Subtypen

In der Bildgebung (CT, MRT) des Hirns wurde bei Patienten mit Vorhofflimmern häufiger eine ischämische Läsion nachgewiesen (45,2% bzw. 35,8%, p=0,002). Dabei hatten sie deutlich häufiger Territorialinfarkte (78,8% bzw. 60,5%, p=0,016) und auch häufiger nichtklassifizierbare Infarkte mit sowohl ischämischen als auch hämorrhagischen Zeichen, aber seltener lakunäre Infarkte als Patienten ohne VHF (11,5% bzw. 28,4%). Intrazerebrale Blutungen (ICB) und subarachnoidale Blutungen (SAB) waren insgesamt selten und verteilten sich ebenso wie subkortikale atherosklerotische Enzephalopathien (SAE) gleich auf die beiden

Kollektive. VHF-Patienten hatten seltener keinerlei pathologischen Befund in der cerebralen Bildgebung (Tab. 25).

In der Auswertung nach ätiologischen Gesichtspunkten anhand der TOAST-Klassifikation [52] wurden über zwei Drittel der Infarkte von VHF-Patienten der Kategorie II (wahrscheinlicher oder möglicher kardio-embolischer Infarkt) zugeordnet. Bei Patienten ohne VHF dagegen verteilten sich die Insulte gleichmäßiger auf die Kategorien; bei ihnen war in größerer Zahl keine Infarktursache definierbar (29,8% bzw. 55,0%: Tab. 25).

Tab. 25: Klinische Versorgung: Schlaganfall-Subtypen

	gültige N	VHF		kein VHF		p
Infarkt-Subtyp * nach Bildgebung (CT, MRT)						
Ischämie	568	52	(45,2%)	162	(35,8%)	0,002
ICB		6	(5,2%)	17	(3,8%)	
SAB		2	(1,7%)	0	(0%)	
unklassifizierbarer [†] frischer Infarkt		5	(4,3%)	8	(1,8%)	
Bildgebung m.p.B., kein frischer Herd		42	(36,5%)	189	(41,7%)	
Bildgebung o.p.B.		9	(7,8%)	77	(17,0%)	
SAE [‡]	568	39	(33,9%)	176	(38,9%)	0,329
morphologische Untergruppen der ischämischen Infarkte						
Territorialinfarkte	214	41	(78,8%)	98	(60,5%)	**0,016**
Grenzzoneninfarkt	214	3	(5,8%)	9	(5,6%)	0,954
lakunärer Infarkt	214	6	(11,5%)	46	(28,4%)	**0,014**
ätiologische Untergruppen der ischämischen Infarkte, TOAST-Klassifikation						
I – makro-angiopathisch	491	1	(1,0%)	51	(13,2%)	**<0,001**
II – kardio-embolisch		72	(69,2%)	64	(16,5%)	
III – mikro-angiopathisch		0	-	44	(11,4%)	
IV – andere definierte Ursache		0	-	15	(3,9%)	
V – keine Ursache definierbar		31	(29,8%)	213	(55,0%)	

* nur frische Insulte
[†] Insulte sowohl mit ischämischen als auch hämorrhagischen Zeichen
[‡] SAE kann unabhängig von einem frischen oder alten Infarkt diagnostiziert werden

3.6.3 Akuttherapie

Bei der Akuttherapie innerhalb der ersten 24 Stunden nach Aufnahme fallen deutliche Unterschiede zwischen den Patientengruppen auf: Patienten mit VHF benötigten signifikant häufiger Insulingaben, um den Blutzucker einzustellen, inhalativen Sauerstoff, Elektrolyt-Infusionen und eine Temperatur senkende Therapie. Ebenfalls deutlich häufiger wurde eine intravenöse Heparin-Therapie in hoher, PTT-wirksamer Dosis ("full dose") durchgeführt, während die Patienten sonst meist niedrig dosierte ("low dose") Heparin-Präparate als subkutane Injektionen erhielten (Tab. 26).

Keinen signifikanten Unterschied findet man bei der Blutdruck hebenden und der Blutdruck senkenden Akuttherapie. Eine Thrombolyse wurde insgesamt nur relativ selten durchgeführt (6,0% bzw. 2,9%).

Tab. 26: Klinische Versorgung: Akuttherapie innerhalb von 24 Stunden

	gültige N	VHF		kein VHF		p
thrombolytische Therapie	565	7	(6,0%)	13	(2,9%)	0,108
Blutdruck hebende Therapie	537	10	(9,3%)	29	(6,7%)	0,353
Blutdruck senkende Therapie *	536	38	(35,2%)	111	(25,9%)	0,055
Insulin s.c. oder i.v.	536	27	(25,0%)	48	(11,2%)	<0,001
Heparin-Therapie [†]	565	105	(89,7%)	368	(82,1%)	0,047
low dose	472	50	(48,1%)	269	(73,1%)	<0,001
full dose		54	(51,9%)	99	(26,9%)	
s.c.	472	53	(51,0%)	295	(80,2%)	<0,001
i.v.		51	(49,0%)	73	(19,8%)	
Sauerstoff-Gabe	537	23	(21,3%)	47	(11,0%)	0,004
Elektrolyt-Infusionen	537	44	(40,7%)	129	(30,1%)	0,034
Temperatur senkende Therapie	566	20	(17,2%)	38	(8,4%)	0,005

* nur neu verordnete Medikamente
[†] unfraktioniertes Heparin und niedermolekulare Heparinoide

3.7 Entlassungsdiagnosen

Von den interviewten Patienten wurde bei 89,5% der Verdacht einer neurovaskulären Erkrankung (TIA, Infarkt) bestätigt; nur 10,5% wurden mit einer anderen Diagnose entlassen. Über zwei Drittel der Patienten (66,4%) behielt einen darstellbaren Hirninfarkt oder / und ein bleibendes neurologisches Defizit zurück (Tab. 27).

Tab. 27: Entlassungsdiagnosen

Diagnose bei Entlassung	N	(%)
TIA	144	(23,2%)
Infarkt	413	(66,4%)
kein Schlaganfall	65	(10,5%)
gesamt	622	(100%)

Bei Patienten mit Vorhofflimmern wurde bei Entlassung signifikant häufiger ein Infarkt mit bleibendem Defizit diagnostiziert (76,9% bzw. 63,8%, p=0,026), während TIA etwa gleich verteilt waren. Der Anteil an Fehldiagnosen (kein Schlaganfall) war in beiden Patientengruppen niedrig (6,0% bzw. 11,0%, Tab. 28).

Tab. 28: Entlassungsdiagnosen von Patienten mit Vorhofflimmern

Entlassungsdiagnose	gültige N	VHF		kein VHF		p
TIA		20	(17,1%)	115	(25,2%)	
Infarkt	573	90	(76,9%)	291	(63,8%)	0,026
kein Schlaganfall		7	(6,0%)	50	(11,0%)	

4 Diskussion

4.1 Eigenschaften der Stichprobe

In der BASS-Studie wurden die Daten von 1094 Patienten eingeschlossen, von diesen konnte mit 625 (57,1%) Patienten bzw. mit ihren Angehörigen das Interview geführt werden. Von 469 (42,9%) gingen nur die anonymen Angaben des Aufnahmebogens in die Auswertung ein. Die Anzahl der Interviews in den vier teilnehmenden Krankenhäusern war etwa gleich (s. Tab. 1).

Interviewte Patienten waren im Median jünger als Patienten, von denen nur der Aufnahmebogen bekannt war. Unter den Interviewten waren 45,9% Frauen, die im Median 6 Jahre älter als interviewte Männer waren (s. Tab. 2). Die Abb. 1 zeigt die verschiedenen Altersgipfel für die beiden Geschlechter. Aus klinisch-epidemiologischen Erhebungen [54, 58, 59] ist bekannt, dass Frauen im Durchschnitt deutlich älter als Männer sind, wenn sie ihren ersten Schlaganfall erleiden. Da ihre Erkrankung häufiger tödlich endet [58, 60], erklärt dies das leichte Überwiegen von männlichen Patienten im Interview.

4.2 Eigenschaften von Patienten mit Vorhofflimmern

Patienten mit nachgewiesenem Vorhofflimmern machten etwa ein Fünftel der Studienpatienten aus. Sie waren deutlich älter als Patienten ohne Herzrhythmusstörung, ihr Anteil bei den über 65-Jährigen lag bei einem Viertel, bei den über 75-Jährigen bei einem Drittel (s. Tab. 3). Diese Zahlen spiegeln die mit dem Lebensalter steil ansteigende Prävalenz von Vorhofflimmern in der allgemeinen Bevölkerung [34] und das erhöhte Schlaganfall-Risiko von Menschen mit Vorhofflimmern [28, 29]. Sie machen auch die Bedeutung des Problems für die Schlaganfallforschung deutlich.

Unter den Patienten mit Vorhofflimmern waren deutlich mehr Frauen (s. Tab. 3). Dies dürfte ein Effekt der höheren Lebenserwartung von Frauen gegenüber

Männern in Deutschland sein, da die Prävalenz von Vorhofflimmern unter Männern sogar geringfügig höher liegt als unter gleichaltrigen Frauen [34].

Patienten mit Vorhofflimmern im Notaufnahme-EKG konnten signifikant seltener interviewt werden bzw. brauchten häufiger Hilfe von Angehörigen beim Interview (s. Tab. 4). Diese Befunde deuten auf den höheren durchschnittlichen Schweregrad der Schlaganfallerkrankung bei VHF-Patienten, wie er auch in den Summenzahlen der NIH-SS (s. Tab. 16) deutlich wird. Ursachen dafür werden in Kapitel 4.4 diskutiert.

4.2.1 Soziodemographische Daten

Die Altersstruktur und der höhere Anteil an Frauen kann die Unterschiede in den soziodemographischen Daten erklären (s. Tab. 5 und Tab. 6): Patienten mit Vorhofflimmern lebten häufiger allein und häufiger in Senioren- oder Pflegeheimen oder bei Verwandten. Allein zu leben ist insofern bedeutsam, als dass es als Risikofaktor für verspätete Ankunft im Krankenhaus gilt [14, 16, 19, 61]. Dass Patienten mit Vorhofflimmern seltener in der eigenen Wohnung lebten, ist ein Hinweis auf vorbestehende Behinderung, Einschränkung der Aktivitäten des täglichen Lebens und daraus folgender Abhängigkeit.

VHF-Patienten hatten überwiegend die früher in Deutschland übliche 8-klassige Volksschule besucht. Jetzt waren fast alle VHF-Patienten im Ruhestand. Neben dem Einfluss des Geschlechts erklärt dies auch das tendenziell geringere Einkommen. Die gleichverteilte Herkunft aus den neuen Bundesländern bzw. Ost-Berlin deutet auf die repräsentative Erhebung der Stichprobe.

4.2.2 Lebensstil

Lebensstil-bedingte Risikofaktoren sind grundsätzlich modifizierbar und vor allem vom Verhalten des Patienten abhängig, da die negativen Auswirkungen des Rauchens und des übermäßigen Alkoholkonsums ebenso wie die positiven

Effekte einer gesunden Ernährung und regelmäßiger körperlicher Betätigung als allgemein bekannt gelten können.

Die Altersunterschiede und verschiedenen Frauenanteile bei den Patientengruppen mit und ohne VHF erklären möglicherweise die deutlichen Differenzen beim Tabak- und Alkoholkonsum (s. Tab. 7 und Tab. 8): Unter Patienten mit VHF sind weniger aktive Raucher und Alkoholkonsumenten, die durchschnittlich pro Woche genossene Alkholmenge ist geringer. Beide Genussmittel sind nachgewiesene Risikofaktoren für Schlaganfall [62, 63, 64, 65]. Während der Tabakkonsum direkt proportional mit dem Schlaganfallrisiko korreliert ist [62, 63], scheint das Risikoprofil bei Alkohol J-förmig zu verlaufen: Demnach verringern geringe Mengen (1-2 Drinks täglich) regelmäßig konsumierten Alkohols das Schlaganfallrisiko gegenüber Abstinenzlern, hoher Alkoholkonsum dagegen erhöht das Schlaganfallrisiko, insbesondere das Risiko intrazerebraler Blutungen, deutlich [64, 65].

Die Rolle der Ernährung hinsichtlich des Schlaganfallrisikos ist nicht so sicher etabliert. Da der Erkrankung aber oft eine Pathologie der Hirngefäße zugrunde liegt, ist anzunehmen, dass hier ähnliche Faktoren wie bei anderen Gefäßerkrankungen, etwa koronarer Herzkrankheit und arterieller Atherosklerose, diskutiert werden können. Allgemein wird eine Ernährung mit reichlich Obst und Gemüse, fünf Portionen jeden Tag, empfohlen [66], nicht nur im Hinblick auf Gefäßerkrankungen. Patienten mit und ohne Vorhofflimmern erfüllten gleich häufig diese Forderung der Ernährungswissenschaftler.

Regelmäßige körperliche Betätigung senkt nachweislich das Risiko von Gefäßerkrankungen wie koronarer Herzkrankheit und auch Schlaganfall [67, 68, 69, 70]. Dabei können möglicherweise schon leichte körperliche Aktivitäten wie Gehen, besonders schnelles Gehen, als schützend gelten [67, 69, 70], dies ist aber kontrovers [67, 68]. Andererseits kann mangelnde körperliche Aktivität von Patienten auch als ein Indikator für bereits bestehende körperliche Behinderung gedeutet werden. In der BASS-Studie machten Patienten mit und ohne VHF ähnliche Angaben über ihre durchschnittliche körperliche Aktivität.

4.2.3 Lebensqualität (SF-12)

Die Auswertung des Fragebogens lieferte einige Hinweise auf die subjektive Befindlichkeit der Patienten vor dem Schlaganfall (vgl. Tab. 9). Dabei fiel auf, dass die Mehrheit der Patienten sowohl mit als auch ohne VHF ihren Gesundheitszustand allgemein als „ausgezeichnet", „sehr gut" oder „gut" bezeichnete. Andererseits erreichten Patienten mit VHF signifikant niedrigere Werte auf der körperlichen Summenskala (PCS) als Patienten ohne VHF. Letztere wiederum lagen über dem PCS-Durchschnittswert von 44,3 der 60- bis 70-Jährigen in der deutschen Normstichprobe [48], obwohl das Medianalter der Gruppe in dieser Dekade lag.

Mit dem Alter nahmen die PCS-Werte erwartungsgemäß ab, bei VHF-Patienten deutlicher als bei Patienten ohne VHF. Frauen erreichten generell niedrigere PCS-Durchschnittswerte als Männer. Dies kann man möglicherweise damit erklären, dass Frauen allgemein kritischer mit dem eigenen Körper und der Gesundheit umgehen als Männer. Sie können auch leichter Defizite einräumen, ohne gegenüber Anderen das Gesicht zu verlieren. Es lässt sich aber nicht ausschließen, dass die Lebensqualität bei Frauen tatsächlich niedriger ist.

Die Medianwerte der psychischen Summenskala (MCS) unterschieden sich dagegen nicht signifikant zwischen Patienten mit und ohne VHF und stimmten auch mit dem MCS-Durchschnittswert von 53,5 der 60- bis 70-Jährigen in der deutschen Normstichprobe [48] überein.

Wie bereits erwähnt, kann der Fragebogen SF-12 auch durch Befragung von Angehörigen erhoben werden. Allerdings wird dabei die psychische Summenskala MCS potentiell vom Alter der Patienten beeinflusst, während dies nicht der Fall ist, wenn die Patienten selbst befragt werden [47]. Obwohl Patienten mit VHF in der BASS-Studie häufiger die Hilfe von Angehörigen beim Interview brauchten bzw. das Interview nur mit Angehörigen durchgeführt werden konnte (s. Tab. 4), zeigte sich kein Unterschied der MCS-Werte gegenüber den Patienten ohne VHF.

Zusammenfassend kann man feststellen, dass Patienten mit VHF stärker oder / und häufiger körperlich behindert waren als solche ohne VHF. Sie empfanden die

Einschränkungen aber offenbar nicht als beherrschend, da sie ihren allgemeinen Gesundheitszustand gleichzeitig überwiegend als gut bezeichneten. Die subjektive Bewertung des Gesundheitszustandes scheint stärker von psychischen als von körperlichen Faktoren abhängig zu sein. Viele hielten ihre körperlichen Beschwerden wohl für „altersentsprechend".

4.3 Medizinische Anamnese und ambulante Versorgung

Die Tab. 10 zeigt augenfällig, dass Patienten mit Vorhofflimmern häufiger Vorerkrankungen mitbrachten als Patienten ohne VHF. Besonders deutlich waren die Differenzen bei Bluthochdruck, Diabetes mellitus und Herzschwäche, welche bekannte Risikofaktoren für die Entwicklung eines Vorhofflimmerns sind [35, 36]. Patienten mit VHF hatten auch schon häufiger einen Schlaganfall in der Anamnese, ein Hinweis auf das erhöhte Schlaganfallrisiko bei Vorhofflimmern [27, 28, 29]. Lediglich erhöhte Blutfette fanden sich vermehrt bei Patienten ohne VHF, und Erkrankungen des atherosklerotischen Formenkreises (früherer Herzinfarkt, [arterielle] Durchblutungsstörungen in den Beinen, verengte Halsschlagadern) waren gleich verteilt.

Zwischen ärztlichen Anamnesedaten und Patientenangaben herrschte eine erstaunlich gute Übereinstimmung, die Patienten waren über ihren Gesundheitszustand gut informiert. Eine Ausnahme stellte die Angabe „Durchblutungsstörungen in den Beinen" dar. Gemeint war die periphere arterielle Verschlusskrankheit, die sich meist in den Beinen zeigt. Die Patientenangaben waren hier fast doppelt so hoch wie die ärztlich festgehaltenen Daten. Wahrscheinlich war die Formulierung missverständlich und hat auch Patienten mit venösen Beinbeschwerden angesprochen.

Mehr als zwei Dritteln (69,3%) der VHF-Patienten war bekannt, dass sie eine Herzrhythmusstörung haben, Ärzte konnten sogar in drei Viertel (76,1%) dieser Patienten einen anamnestischen Hinweis finden. Dies bestätigt, dass die Herzrhythmusstörung in aller Regel bereits vor dem Schlaganfallereignis existierte und nicht Folge desselben ist [43]. Diese Patienten sind Kandidaten für eine Schlaganfall-Primärprophylaxe [38, 39], zumal fast immer zusätzliche Risikofaktoren bestehen (s. Tab. 10).

Entsprechend den Vorerkrankungen nahmen VHF-Patienten fast alle erfragten Medikamente außer Lipidsenker deutlich häufiger ein als Patienten ohne VHF (s. Tab. 11).

Von besonderem Interesse hinsichtlich des erhöhten Schlaganfallrisikos von VHF-Patienten ist die Einnahme von Antikoagulanzien (s. Tab. 12). Orale Vitamin-K-Antagonisten haben in Studien die höchste relative Risikoreduktion um circa 65% erbracht, vor allem bei den kardio-embolischen Infarkten, die oft besonders schwer verlaufen [38, 39, 71]. Da ihre Einnahme mit einem nicht unerheblichen Blutungsrisiko verbunden ist, bestehen aber zahlreiche absolute und relative Kontraindikationen für die Verabreichung. Thrombozytenaggregationshemmer, in erster Linie Acetylsalicylsäure (Aspirin®), haben ein geringeres Nebenwirkungsprofil, reduzieren allerdings das Schlaganfallrisiko auch nur um etwa 20%, und zwar in erster Linie nicht-kardio-embolische Infarkte [39, 72]. In aktuellen Empfehlungen für die Primär- und Sekundärprävention von Schlaganfällen wird empfohlen, diese beiden Klassen von Antikoagulanzien risiko-stratifiziert und in individueller Absprache mit den Patienten einzusetzen [33, 39, 41].

Bei den Angaben in Tab. 12 fällt auf, dass die Einnahme von gerinnungshemmenden Medikamenten anscheinend *nicht* von bestehenden Risikofaktoren abhing, im Gegenteil, von den wenigen VHF-Patienten ohne Hochrisiko-Eigenschaften nahmen sogar mehr Thrombozytenaggregationshemmer ein als VHF-Patienten mit zusätzlichen Risikofaktoren. Frauen im Alter über 75 Jahren hatten die niedrigsten Einnahmezahlen, obwohl sie besonders häufig durch kardio-embolische Infarkte gefährdet sind und obwohl gerade ihr Vorteil durch Antikoagulanzien in der SPAF III-Studie nachgewiesen wurde [39]. Die Einstellung der Blutgerinnung anhand der INR-Werte bei den wenigen antikoagulierten Patienten war in der Hälfte der Fälle ungenügend.

Obwohl die BASS-Studie keine repräsentativen populationsbezogenen Angaben zur Einnahme von Antikoagulanzien in der allgemeinen Bevölkerung liefert, kann man die Zahlen doch als Anhaltspunkt für eine deutliche Unterversorgung betrachten. Ähnlich enttäuschende Einnahmeziffern wurden bereits mehrfach berichtet [73, 74, 75, 76, 77, 78], wobei immer wieder Frauen [74, 77] und alten Patienten [75, 76, 78] besonders selten Antikoagulanzien verordnet wurden (diese beiden „Risikofaktoren" überschneiden sich natürlich häufig).

Den ersten großen, Mitte der 90er Jahre veröffentlichten Studien zur Primärprävention von Schlaganfall bei Vorhofflimmern [38] konnte noch vorgeworfen werden, ihre Studienpopulationen hätten nur wenige Alte und unterdurchschnittlich wenige Frauen eingeschlossen. Weitere Studien, besonders SPAF III (Stroke Prevention in Atrial Fibrillation trial) [39], und Anwendungsbeobachtungen in bevölkerungsorientierten Untersuchungen [77, 79, 80, 81] haben jedoch die Vorteile einer risiko-stratifizierten und sorgfältig überwachten Antikoagulation auch bei älteren Patienten bestätigt.

Da das funktionale Ergebnis selbst nach aktuell optimaler Schlaganfalltherapie in vielen Fällen nach wie vor unbefriedigend ist, sollte die Prävention eine hohe Priorität besitzen. In Untersuchungen über das Verschreibungsverhalten von Antikoagulanzien durch Ärzte zeigten sich immer wieder übertriebene Vorurteile gegenüber der dauerhaften ambulanten Antikoagulation, die Überschätzung von relativen Kontraindikationen ist die häufigste Ursache für mangelnde Therapie [75, 76, 77, 78].

Möglicherweise wird in naher Zukunft durch die Entwicklung weniger neben- und wechselwirkungsbehafteter Medikamente eine dauerhafte ambulante Antikoagulation leichter durchführbar und dadurch breiteren Risikogruppen zugänglich. Zur Zeit befindet sich z. B. Ximelagatran®, ein oraler direkter Thrombinhemmer, in der klinischen Erprobung. Das Medikament soll die gleiche Wirksamkeit wie Warfarin bei der Schlaganfallprävention bei weitaus weniger Wechselwirkungen mit Nahrungsmitteln und anderen Medikamenten als die Vitamin-K-Antagonisten und eine einfachere Überwachung der Blutgerinnung aufweisen [82].

4.4 Symptomatik der Schlaganfall-Ereignisse

Die selbst geschilderte Symptomatik der Patienten mit und ohne VHF unterschied sich nicht wesentlich (s. Tab. 13). Dabei gingen in diese Auswertung nur Schilderungen interviewter Patienten bzw. in einigen Fällen Beschreibungen von Angehörigen ein. Die Angaben beschränken sich also notwendigerweise auf leichter betroffene Patienten.

Die ärztlich festgestellten Symptome anhand der NIH-SS-Items zeigen aber deutliche Unterschiede: VHF-Patienten waren wesentlich häufiger aphasisch und paretisch, Gesichtsfeld und Bewusstsein waren häufiger eingeschränkt (s. Tab. 14 und Tab. 15). Diese Symptome sprechen für ausgedehnte Zirkulationsstörungen v. a. in kortikalen Arealen, während nicht-neokortikale, also subkortikale, cerebelläre und bulbäre Symptome (z. B. Extremitätenataxie, Dysarthrie) etwa gleich verteilt sind.

Die von den Patienten geschilderten Beschwerden können nicht alle im Symptomenkatalog der NIH-SS wiedergefunden werden. Auffällig ist aber doch, dass eine Fazialisparese ärztlicherseits wesentlich häufiger diagnostiziert wurde als von den Patienten selbst berichtet. Andererseits schilderten die Patienten häufiger Taubheitsgefühle, die sich nicht im entsprechenden NIH-SS-Item wiederfanden. Addiert man die Werte für Aphasie und Dysarthrie, ergibt sich eine erstaunlich gute Übereinstimmung mit der Patientenangabe "Sprachstörung" (vgl. Tab. 13 und Tab. 14).

Insgesamt hatten Patienten mit VHF durchschnittlich signifikant höhere NIH-SS-Summenscores, was schwerere oder / und ausgedehntere Schlaganfälle bedeutet. Der Unterschied bestand sowohl bei interviewten als auch bei nicht interviewfähigen Patienten, und auch in Untergruppen, die als mögliche Prädiktoren für schwere Schlaganfälle in Frage kommen (s. Tab. 16).

Vorhofflimmern ist als Risikofaktor für schwere Schlaganfälle, unabhängig von Grundkrankheiten, bekannt [30, 31, 32]. Die Ätiologie des Schlaganfallereignisses ist in erster Linie kardio-embolisch und führt häufig zu plötzlichen Verschlüssen großer Hirnblutgefäße, woraus ausgedehnte Territorialinfarkte resultieren (vgl. Tab. 25). Angesichts der besonderen Schwere der Schlaganfälle von VHF-Patienten soll noch einmal die Prävention embolischer Ereignisse betont werden. Besonders bei älteren Frauen und bei Patienten mit Vorerkrankungen müssen die Risiken sorgfältig gegen die Vorteile abgewogen werden, da sie dem größten Schlaganfallrisiko ausgesetzt sind, aber auch am meisten von einer dauerhaften Antikoagulation profitieren [39].

4.5 Verhalten und Verzögerungen in der Prähospitalphase

4.5.1 Kenntnisse der Patienten über Schlaganfall und Einschätzen der Symptome

Zwei Drittel der Patienten mit VHF gegenüber mehr als drei Viertel der Patienten ohne VHF gaben an, vor dem Ereignis gewusst zu haben, was ein Schlaganfall ist. Die weit überwiegende Mehrheit bezog ihre Informationen aus den Medien, über die Hälfte hatten bereits einen Fall von Schlaganfall im Familien- oder Freundeskreis miterlebt. Immerhin hatten 44,1% der VHF-Patienten mit ihrem Hausarzt über die Krankheit gesprochen, das ist mehr als die 30,6% der Patienten ohne VHF. Über 60% aller Patienten meinten korrekt, dass "ein Schlaganfall ein Notfall [ist], bei dem man sofort in die Klinik muss" (s. Tab. 17).

Andererseits deutete nicht einmal ein Drittel aller Patienten, sowohl mit als auch ohne VHF, ihre Symptome richtig als Schlaganfall, und nur die knappe Hälfte hielt ihre Symptomatik für dringend (s. Tab. 18). Knapp 30% der Patienten konnten sich keiner Aussage zum Verhalten bei Schlaganfall anschließen, sie wussten nicht, was dann zu tun ist (s. Tab. 17).

Obwohl der Zusammenhang zwischen dem Kenntnisstand von Patienten und ihrem Verhalten bei Schlaganfallsymptomen unmittelbar einsichtig erscheint, ist die Studienlage nicht eindeutig. Mehrere Studien fanden, dass Kenntnisse der Patienten über Schlaganfallsymptome zu einer kürzeren prähospitalen Verzögerung führte [12, 13, 14, 83, 84], andere Untersuchungen konnten keinen

Zusammenhang nachweisen [20, 85, 86]. Gerade in einer der letztgenannten Studien [85] tauchte jedoch die Aussage auf, dass Patienten, die Schlaganfall für eine unbehandelbare, behindernde Erkrankung hielten, besonders spät ins Krankenhaus kamen. Demzufolge sollte in öffentlichen Aufklärungskampagnen die Behandelbarkeit der Erkrankung mehr betont werden, die umso größere Erfolge verspricht, wenn die Therapie früh begonnen wird. Dabei müssen kurze, klare Informationen und Anweisungen im Vordergrund stehen, etwa: „Schlaganfall ist eine häufige Erkrankung, jeder kann einen Schlaganfall erleiden. Plötzliche Schwäche oder Taubheit einer Körperhälfte, Seh- oder Sprachstörungen können auf einen Schlaganfall hinweisen. Schlaganfall ist behandelbar, je früher die Behandlung einsetzt, desto besser sind die Ergebnisse. Bei Verdacht auf Schlaganfall rufen Sie sofort die Feuerwehr und lassen sich ins Krankenhaus bringen."

Die Aufklärung der allgemeinen Bevölkerung über Schlaganfall könnte durch massenwirksame Medien erfolgen, weil dadurch auf einfache Weise viele Menschen erreicht werden. Aber auch die kontinuierliche Fortbildung der Hausärzte bezüglich neuer Entwicklungen in der Schlaganfalltherapie darf nicht vernachlässigt werden, da die Patienten von ihnen zu Recht aktuelle und kompetente Beratung zu drohenden Gesundheitsrisiken erwarten.

4.5.2 Hilfesuchen

Schlaganfall-Patienten mit und ohne VHF befanden sich zu Beginn ihrer Erkrankung in ähnlichen Situationen: Über die Hälfte war mit Bezugspersonen zusammen, etwa zwei Fünftel der Patienten waren allein. Bezugspersonen wurden auch am weitaus häufigsten zuerst zu Hilfe gerufen, gefolgt von medizinischem Personal. In über drei Viertel der Fälle wurde die medizinische Hilfe von jemand Anderem als dem Patienten gerufen (s. Tab. 19).

In der Literatur wird das Alleinleben von Patienten mehrmals als Risikofaktor für späte Ankunft im Krankenhaus erwähnt [14, 16, 19, 61, 86]. Da der Schlaganfall oft motorische oder / und sprachliche Fähigkeiten akut reduziert, sind solche allein lebenden Personen dann hilflos. Hierin liegt ein großes Problem der akuten Schlaganfallversorgung. Andererseits unterstreichen die Fakten auch die Notwendigkeit, nicht nur Risikopatienten, sondern auch Angehörige über Schlaganfallsymptome und das richtige Verhalten aufzuklären.

4.5.3 Ursachen für prähospitale Verzögerungen

Nur 38,0% aller Patienten erreichten nach „strenger" Definition das Krankenhaus innerhalb von drei Stunden nach Beginn der Schlaganfall-Symptomatik, bei „weiter" Definition waren es immerhin 58,2% (s. Tab. 20 und Kapitel 2.9 zur Bedeutung von „streng" und „weit"). Der Löwenanteil der prähospitalen Verzögerung lag in der Verantwortung der Patienten, sich dazu zu entschließen, medizinische Hilfe anzufordern („Überlegenszeit": s. Abb. 4 und Abb. 7). Dieser Umstand, der auch in anderen Studien bemerkt wurde [87, 88], unterstreicht die enorme Bedeutung gut durchgeführter allgemeiner Aufklärungskampagnen. Durch das Erkennen möglicher Schlaganfallsymptome und das richtige Verhalten der Patienten kann die Verzögerung bis zum Einsetzen der Therapie entscheidend reduziert werden.

In unmittelbarem Zusammenhang mit dem Wissen um das richtige Verhalten bei Schlaganfall steht die Wahl des medizinischen Dienstes, dessen Hilfe angefordert wird. Die Nutzung schneller medizinischer Rettungssysteme (in Deutschland der Feuerwehr) trägt nachweislich zu einer wesentlichen Reduzierung der prähospitalen Verzögerung bei [13, 17, 18, 19, 20, 21, 86]. Die Abb. 6 zeigt deutliche Unterschiede in der durchschnittlichen Transportdauer. Am schnellsten war auch hier der Transport mit der Feuerwehr sowie die direkte Anfahrt der Notaufnahme durch die Patienten bzw. ihre Angehörigen, auch die privaten Krankentransportdienste waren einigermaßen schnell. Deutlich längere Verzögerungen ergaben sich, wenn Patienten zuerst den Hausarzt telefonisch kontaktierten oder in der Praxis aufsuchten sowie, wenn der Kassenärztliche Notdienst angefordert wurde. Öffentliche Aufklärungsinitiativen sollten die sofortige Anforderung der Feuerwehr bei Verdacht auf Schlaganfallsymptome empfehlen.

4.5.4 Prähospitale Verzögerung bei VHF-Patienten

Patienten mit VHF kamen bei Schlaganfallsymptomen signifikant schneller ins Krankenhaus. Die Reduktion der prähospitalen Verzögerung ergab sich vor allem aus der Verkürzung der durchschnittlichen Transportdauer, VHF-Patienten nutzten deutlich häufiger die Feuerwehr, während die Überlegenszeit keine signifikanten Unterschiede zeigte (s. Tab. 22). Patienten mit einem früheren Schlaganfall zeigten die kürzesten Transportzeiten, ferner Patienten, welche die Feuerwehr zum Transport nutzten, und Patienten mit einem höheren NIH-SS-Summenscore. In einer multivariaten Analyse der BASS-Daten war eine Herzrhythmusstörung ein unabhängiger Faktor für eine verkürzte prähospitale Verzögerung, ebenso der Transport durch die Feuerwehr und ein höherer NIH-SS-Score [17].

Die Unterschiede in der Transportdauer und der Wahl des erstkontaktierten medizinischen Dienstes zwischen Patienten mit und ohne VHF können mit der unterschiedlichen Symptomatik der Patientengruppen erklärt werden. Patienten mit Vorhofflimmern haben durchschnittlich schwerere Schlaganfälle mit auch Laien deutlichen Einschränkungen der Hirnfunktion, wie z.B. Aphasie, Extremitätenparesen und Bewusstseinsstörungen (s. Tab. 14 und Tab. 15). In Studien ist aufgefallen, dass Patienten mit milden Symptomen deutlich später medizinische Hilfe suchen als solche mit schwerwiegender Symptomatik [14, 15, 16, 89], bei denen häufig Bezugspersonen die Situation besser überblicken und für medizinische Hilfe sorgen. Die Verkürzung der prähospitalen Verzögerung ergibt sich aus der verstärkten Nutzung medizinischer Rettungssysteme durch Patienten mit schwerer akuter Erkrankung [18]. Aber auch Patienten mit milder Symptomatik sollten ermutigt werden, schnell medizinische Abklärung zu suchen und nicht zu zögern, Rettungsdienste für den Transport zu nutzen.

4.6 Klinische Versorgung

4.6.1 Notfalldiagnostik und intrahospitale Verzögerungen

Die Medianzeiten bis zur Konsultation durch einen neurologischen Facharzt und bis zur Durchführung einer cerebralen Bildgebung lagen deutlich über den von NINDS empfohlenen Zeitlimits für die Notfalldiagnostik bei akutem Schlaganfall (15 min. bzw. 45 min., [23]). Die NINDS-Richtlinien wurden im Zusammenhang mit der Erprobung systemischer Thrombolyse-Verfahren zur Therapie bei akutem ischämischen Schlaganfall entwickelt. Diese Verfahren haben ein sehr enges therapeutisches Zeitfenster, prä- und intrahospitale Verzögerungen führten damals bei vielen Patienten zum Ausschluss von den Studien. In einer Übersichtsarbeit zu diesem Thema ist allerdings festgestellt worden, dass die empfohlenen Zeitlimits in den meisten Studien wesentlich überschritten wurden [90].

In unserer Studie wies die Untersuchung von Untergruppen (Tab. 24) darauf hin, dass bei schweren Schlaganfallerkrankungen, bei Transport durch die Feuerwehr sowie bei nur kurz zurückliegendem Symptombeginn die intrahospitalen Prozesse schneller abliefen, jedoch lagen auch diese Zeiten über den NINDS-Richtlinien. In früheren Untersuchungen führten sowohl die Benutzung medizinischer Rettungssysteme [19, 20, 21] als auch die Feststellung gravierender neurologischer Defizite [16, 21] zu einer Reduktion der intrahospitalen Verzögerung.

Bei VHF-Patienten wurde die apparative Diagnostik signifikant schneller durchgeführt als bei Patienten ohne diese Herzrhythmusstörung (s. Tab. 24), aber auch ihre Medianzeiten lagen über den NINDS-Empfehlungen. Die Ursache für diesen Unterschied zwischen den Patientengruppen liegt wahrscheinlich u.a. darin begründet, dass VHF-Patienten deutlich häufiger mit dem Rettungswagen in die Notaufnahme kommen (s. Tab. 22), ihre Erkrankung war durchschnittlich schwerer (s. Tab. 16) und häufiger mit Einschränkungen des Bewusstseins oder / und der Orientierung verbunden (s. Tab. 14 und Tab. 15).

In der intrahospitalen Prozessorganisation liegt eine wichtige Reserve zur Vermeidung zusätzlicher Verzögerungen. Jeder Verdacht auf Schlaganfall muss in der Aufnahmesituation als Notfall erkannt und behandelt werden. Das Personal sollte dementsprechend geschult werden, und die interdisziplinäre Zusammenarbeit muss deutlich verbessert werden. Besonderes Gewicht ist auf die rasche Durchführung eines CT als Voraussetzung einer adäquaten Therapie zu legen. Durch die Optimierung intrahospitaler Abläufe können sogar prähospitale Verzögerungen in der Transportdauer in gewissen Grenzen kompensiert werden, so dass eine Thrombolyse-Therapie im Zeitfenster noch ermöglicht wird [22].

4.6.2 Schlaganfall-Subtypen

Bei Patienten mit Vorhofflimmern waren häufiger frische ischämische Infarkte in der cerebralen Bildgebung nachweisbar; diese Infarkte waren häufiger Territorialinfarkte, die dem akuten Verschluss großer Hirn versorgender Blutgefäße folgen. Diese Befunde sind gut vereinbar mit den Ergebnissen der ätiologischen Klassifikation nach den TOAST-Kriterien [52], bei denen für VHF-Patienten in weit überwiegender Zahl eine kardio-embolische Ursache der Ischämie für wahrscheinlich oder möglich gehalten wurde (s. Tab. 25).

Kardio-embolische Insulte sind als besonders schwerwiegend bekannt [92]. Auch unsere vorher berichteten Ergebnisse der NIH-SS bestätigen diese These (s. Tab. 16). Orale Antikoagulanzien vom Typ der Vitamin-K-Antagonisten reduzieren in erster Linie eben dieses hohe Risiko kardio-embolischer Infarkte bei VHF-Patienten [71, 92]. Die morphologischen und ätiologischen Befundauswertungen weisen wiederholt auf die Notwendigkeit hin, der Schlaganfallprävention bei VHF-Patienten einen hohen Stellenwert einzuräumen, da ihr Risiko schwerer Insulte besonders hoch ist.

4.6.3 Akuttherapie

Die Akuttherapie in den ersten 24 Stunden nach Aufnahme zeigte bereits deutliche Unterschiede zwischen den Patientengruppen (s. Tab. 26). Dies hängt sicherlich mit den bei VHF-Patienten häufigeren Vorerkrankungen (s. Tab. 10) und ihren durchschnittlich schwereren Schlaganfällen (s. Tab. 16) zusammen. Eine intravenöse oder / und in hoher, PTT-wirksamer Dosis ("full dose") durchgeführte Heparin-Therapie steht im Zusammenhang mit dem Verdacht auf kardiale Thromben, bei denen die Gefahr besteht, dass sie wiederholt ins Gehirn oder in andere Körperregionen embolisieren. Eine erfolgreiche Primärprophylaxe kann sich deshalb auch langfristig als Therapie- und Rehabilitationskosten einsparend erweisen.

Eine Thrombolyse wurde in absoluten Ziffern nur selten, im Vergleich zu anderen Studien aber relativ häufig durchgeführt (6% der interviewten VHF-Patienten bzw. 2,9% der Patienten ohne VHF, s. Tab. 26). Obwohl die Thrombolyse-Studien [8, 9, 10] Mitte der 90er Jahre als therapeutischer Durchbruch gefeiert werden konnten, wurde doch schnell klar, dass diese Therapieoption wegen zahlreicher Kontraindikationen und insbesondere wegen des engen Zeitfensters nur für eine Minderheit der Schlaganfallpatienten in Frage kommt. Auch die vorliegende Auswertung der prä- und intrahospitalen Verzögerungen (s. Kap. 4.5.3 und Kap. 4.6.1) weist auf diese organisatorischen Probleme hin.

4.7 Entlassungsdiagnosen

Bei 89,5% der interviewten Patienten wurde die Aufnahmediagnose einer zerebrovaskulären Erkrankung (TIA, Infarkt) bestätigt, Fehldiagnosen waren mit 10,5% recht selten (s. Tab. 27). Trotz der Vielfalt des Krankheitsbildes ist die Erkennung allein aufgrund klinischer Zeichen für den neurologisch geschulten Arzt recht deutlich. Es ist zu überlegen, wie diese klinische Erfahrung auch Laien in allgemein verständlicher Form vermittelt werden kann, um die Erkennung von Schlaganfall-Symptomen zu fördern.

Über zwei Drittel der entlassenen Patienten behielten einen Infarkt mit bleibendem neurologischen Defizit zurück, bei VHF-Patienten erhöhte sich dieser Anteil signifikant auf drei Viertel (s. Tab. 28). Dies steht im Einklang mit der Pathophysiologie kardio-embolischer Insulte, die durchschnittlich ausgedehntere Durchblutungsstörungen verursachen. Die Konsequenz daraus besteht für VHF-Patienten in schwereren neurologischen Defiziten (s. Tab. 15 und Tab. 16), die stärkere Behinderungen im täglichen Leben nach sich ziehen. Das funktionale Ergebnis von Schlaganfall-Patienten mit Vorhofflimmern wurde wiederholt als schlechter als der Altersdurchschnitt beschrieben [30, 31, 32]. Die Entlassungsdiagnosen legten dieselbe Vermutung auch für die BASS-Studie nahe, obwohl im Rahmen der hier beschriebenen Studienphase keine Funktionsskalen erhoben wurden. Der hohe Anteil von Patienten mit bleibendem neurologischen Defizit weist erneut auf die Bedeutung einer risiko-adaptierten Primärprophylaxe hin.

4.8 Methodenkritik

Die BASS-Studie erfasste in ihrer ersten Phase, auf der die vorgestellten Ergebnisse beruhen, den Ist-Zustand der Versorgung von Patienten mit Verdacht auf akuten Schlaganfall. Durch ein multizentrisches Vorgehen wurde eine gute Widerspiegelung der Vielfalt der innerstädtischen Bevölkerung erzielt. Die Wahl der Einschlusskriterien deckte die Vielgestaltigkeit des Krankheitsbildes „akuter Schlaganfall" ab. Das Design der Studie birgt allerdings auch einige methodische Probleme, die potentiell zu einem systematischen Bias der Stichprobeneigenschaften führen könnten.

Zuvorderst könnte man anführen, dass nur Schlaganfall-Patienten, die in ein teilnehmendes Krankenhaus aufgenommen wurden, in die Studie eingeschlossen werden konnten. In Deutschland liegt die stationäre Behandlungsrate von neurologisch-vaskulären Erkrankungen allerdings sehr hoch: Die ESPRO-Forschergruppe weist in ihrer methodisch sehr detaillierten und genauen Inzidenz-Studie [54] darauf hin, dass zumindest ischämische Schlaganfälle in Deutschland in fast 95% der Fälle zur Krankenhauseinweisung führen. Die Gesundheitsberichterstattung des Bundes [1] gibt an, dass etwa 90% aller zerebro-vaskulären Erkrankungen in Krankenhäusern behandelt werden. Trotzdem ist ein Bias aufgrund von Verlegungen von Patienten in nicht teilnehmende Krankenhäuser nicht auszuschließen. Es war aber sowohl aus methodischen als auch aus datenschutzrechtlichen Gründen nicht möglich, diese Patienten weiter zu verfolgen. Von ihnen gingen nur die anonymen Daten des Notaufnahmebogens und der NIH-SS in die Studie ein.

Ein weiterer problematischer Punkt liegt in der Methode selbst begründet, in dem Interviews nur mit orientierten Patienten oder mit Angehörigen durchgeführt werden konnten. Der höhere Altersmedian (s. Tab. 2) und die durchschnittlich höheren NIH-SS-Summenscores (s. Tab. 16) nicht-interviewter Patienten weisen aber darauf hin, dass Interviews überproportional häufiger mit jüngeren und leichter betroffenen Patienten bzw. deren Angehörigen durchgeführt wurden.

Bewusstseins- und orientierungseingeschränkte Patienten erreichen per se bereits höhere Werte auf der NIH-Schlaganfall-Skala. Drei Items beurteilten die Vigilanz,

Orientierung und Befolgung von Aufforderungen, für Defizite in diesen Bereichen wurden maximal 7 Punkte vergeben (s. Anhang, Dok. 9).

Das höhere Durchschnittsalter nicht-interviewter Patienten ist dagegen nicht so unmittelbar einsichtig. Höheres Alter ist an sich kein Prädiktor für schwerere Schlaganfälle (Schweregrad gemessen mit neurologischen Statusskalen, z. B. NIH-SS); allerdings ist es ein Risikofaktor für ein schlechteres funktionales Ergebnis (gemessen mit Funktionalitätsskalen, die komplexe Aktivitäten des täglichen Lebens bewerten, z. B. Rankin- oder Barthel-Skala) [55, 57, 56]. Zurück zu führen sind diese Diskrepanzen auf eine höhere Komorbidität vor dem Schlaganfall [56] und auf die geringere Kompensationsfähigkeit alter Menschen [57]. Ältere Menschen bringen also bereits schlechtere Voraussetzungen mit, wenn sie von einem Schlaganfall betroffen werden.

Die erwähnten Effekte höheren Lebensalters bedingten wahrscheinlich auch den etwas unter 50% liegenden Anteil von Frauen an den interviewten Patienten (s. Tab. 2). Frauen sind im Durchschnitt deutlich älter als Männer, wenn sie ihren ersten Schlaganfall erleiden [54, 58, 59], ihre Erkrankung endet auch häufiger tödlich [58, 60].

Weiterhin kam erschwerend hinzu, dass ältere Menschen häufiger allein lebten, weil Ehepartner verstorben sind und Kinder mit ihren Familien eigene Haushalte führen – auch dies betraf wiederum überproportional mehr Frauen, die aufgrund der durchschnittlich höheren Lebenserwartung ihre Lebenspartner häufiger überleben. Es war schwieriger, Angehörige solcher Patienten für das Interview zu gewinnen, wenn die Patienten selbst nicht in der Lage dazu waren. Es ist natürlich verständlich, dass gerade Angehörige schwer betroffener Patienten das Interview häufiger ablehnten als orientierte Patienten selbst. Die Ablehnungsrate lag aber insgesamt unter 15% der Einschlussberechtigten. Die Zahl der Patienten, die allein aufgrund mangelnden Verständnisses des deutschsprachigen Fragebogens ausgeschlossen werden musste, war ebenfalls gering. Die erwähnten Punkte sind immanente Probleme des Instrumentes Patienteninterview, die leider unumgehbar sind, wenn man die Patienten als Subjekte des Gesundheitswesens wahrnehmen und ihre persönlichen Erfahrungen in die Forschung einbeziehen möchte. Zusammenfassend sind unsere Ergebnisse und die daraus gezogenen Schlussfolgerungen streng genommen nur für bewusstseinklare, durchschnittlich jüngere und leichter betroffene Patienten generalisierbar.

Aber auch bei den zahlreichen objektiven Daten, die in der BASS-Studie gesammelt wurden, fehlt ein gewisser Prozentsatz an Daten. Dies ist ein häufiges Problem bei der Erfassung medizinischer Daten aus Krankenhausakten. Gründe liegen in Mängeln bei der Datendokumentation unter Routinebedingungen, welche oft unter Zeitdruck von wechselnden Stationsärzten geschieht, und in Fehlern bei der Weitergabe von Befunden und Patientenakten zwischen verschiedenen Abteilungen. Die BASS-Studie war hier auf die unentgeltliche Mitarbeit des Personals der teilnehmenden Krankenhäuser angewiesen. Zur besseren Vergleichbarkeit ist deshalb stets die Anzahl der auswertbaren Datensätze („gültige Angaben N") in den Tabellen ausgewiesen.

Die BASS-Studie vereint subjektive Erfahrungen von Schlaganfallpatienten und objektive medizinische Daten. Auf die Vergleichbarkeit von Angaben, die sowohl im Patienteninterview als auch aus den Daten der Krankenakten erhoben wurden, wurde an gegebener Stelle hingewiesen (s. Tab. 10 und Kap. 4.3; Tab. 13 und Tab. 14 sowie Kap. 4.4), meist waren die Angaben gut vergleichbar. Das Instrument des Patienteninterviews lässt trotz seiner immanenten Probleme die Patienten an der Generierung und Beantwortung von Forschungshypothesen teilhaben. Unter Berücksichtigung der oben genannten, unumgehbaren Einschränkungen kann man die vorgelegten Ergebnisse als Widerspiegelung der Erfahrungen einer konsekutiv erfassten Kohorte von Patienten mit Verdacht auf akuten Schlaganfall betrachten. Den subjektiven Erfahrungen wurden objektive Daten über ihre medizinische Versorgung hinzugefügt. Damit ergab sich ein umfassendes Bild über das prähospitale Verhalten und die akut-klinische Versorgung der Patienten.

5 Zusammenfassung

Die „Berliner Akuter Schlaganfall-Studie" (BASS) ist eine multizentrische Studie, welche den Lebensstil, die subjektiven Erfahrungen und das Verhalten von Patienten mit akutem Schlaganfall sowie deren medizinische Versorgung vor und während des Schlaganfallereignisses untersucht. 1094 Patienten wurden in die Studie eingeschlossen, von diesen konnte bei 625 (57,1%) das Interview mit Patient oder Angehörigen durchgeführt werden; bei 469 (42,9%) gingen nur die anonymen Angaben des Notaufnahmebogens und der NIH-SS ein. Unter den Interviewten waren 117 (20,4%) Patienten mit Vorhofflimmern (VHF), nach den Angaben auf dem Notaufnahmebogen lag der Anteil insgesamt bei 19,7%. Patienten mit Vorhofflimmern machten einen bedeutenden Anteil der Schlaganfallkranken aus, ihr Prozentsatz lag in den Altersgruppen über 75 Jahren bei mehr als einem Drittel.

VHF-Patienten waren signifikant älter und häufiger weiblich. Sie waren überwiegend im Ruhestand und lebten häufiger allein, bei Verwandten, in Senioren- oder Pflegeheimen. Die Lebensstil-bedingten, modifizierbaren Risikofaktoren waren bei ihnen geringer oder gleich ausgeprägt, sie nahmen weniger Tabak und Alkohol zu sich. Ihre Lebensqualität vor dem Schlaganfall-Ereignis war subjektiv überwiegend gut, obwohl sie stärker körperlich eingeschränkt waren als Patienten ohne Vorhofflimmern.

Sie hatten deutlich mehr Vorerkrankungen und nahmen dementsprechend bereits vor der Schlaganfallerkrankung mehr Medikamente ein. Die Versorgung mit gerinnungshemmenden Medikamenten erschien lückenhaft, wobei Frauen und alte Patienten besonders selten entsprechende Arzneimittel einnahmen. Die Herzrhythmusstörung war überwiegend bereits bekannt und die Patienten damit potentiell der risiko-stratifizierten Primärprävention zugänglich. Die bestehende gerinnungshemmende Medikation war jedoch anscheinend unabhängig von Risikofaktoren verordnet worden.

Die Schlaganfallerkrankung von VHF-Patienten war signifikant schwerer als bei Patienten ohne VHF, sie hatten häufiger ausgeprägte kortikale Defizite sowie

Einschränkungen des Bewusstseins oder der Orientierung. Subjektiv erlebten die interviewten Patienten das Ereignis aber sehr ähnlich wie Patienten ohne VHF. Nur etwas mehr als ein Viertel erkannte ihre Symptome als Warnsignale eines Schlaganfalls, nur etwa die Hälfte hielt ihre Symptomatik für dringend. Die Überlegenszeit, in der sich die Patienten entschieden, wann und durch welchen Dienst die Symptome medizinisch versorgt werden sollen, machte den größten Anteil der prähospitalen Verzögerung aus. Es muss versucht werden, durch öffentliche Aufklärung eine deutliche Verkürzung der Überlegenszeit zu erreichen.

Die Mehrheit der Patienten gab an, vor dem Ereignis gewusst zu haben, was ein Schlaganfall ist. Sie bezogen ihre Informationen vorwiegend aus den Medien und aus persönlichen Erfahrungen im Familien- oder Freundeskreis. VHF-Patienten hatten häufiger mit ihrem Hausarzt über das Thema gesprochen. Aufklärungskampagnen in den Massenmedien könnten zur besseren Information der Patienten und auch ihrer Angehörigen beitragen. Sie sollten sich durch allgemein verständliche Erklärungen sowie kurze und klare Handlungsanleitungen auszeichnen. Hausärzte sind ebenfalls wichtige Ansprechpartner der Patienten und sollten sich regelmäßig fortbilden.

Patienten mit VHF erreichten das Krankenhaus signifikant schneller. Die Reduktion in der prähospitalen Verzögerung ergab sich aus der häufigeren Nutzung der Feuerwehr für den Transport; die vorhergehende Überlegenszeit unterschied sich dagegen nicht signifikant von Patienten ohne VHF und machte auch hier den überwiegenden Teil der prähospitalen Verzögerung aus.

In der Notaufnahme wurden VHF-Patienten schneller diagnostiziert. Gleichwohl lagen auch bei ihnen die Medianzeiten der Kontrollpunkte (von der Ankunft bis zur Konsultation durch einen Neurologen und bis zur Durchführung der cerebralen Bildgebung) deutlich über den Empfehlungen der NINDS-Richtlinien. Besonders die späte Durchführung der cerebralen Bildgebung verzögerte die Diagnosestellung und damit den Beginn der korrekten Therapie erheblich. Obwohl alle teilnehmenden Kliniken spezielle Abteilungen oder Teams für Schlaganfallpatienten bereit halten, muss die allgemeine Prozessorganisation und die interdisziplinäre Zusammenarbeit noch verbessert werden.

Die cerebrale Bildgebung erbrachte bei VHF-Patienten wesentlich häufiger pathologische Befunde, wobei Territorialinfarkte deutlich überwogen. Die Diagnostik stützte bei 69,2% der VHF-Patienten eine kardio-embolische Ätiologie. Dies unterstreicht den Stellenwert der Primärprophylaxe bei Patienten mit bekanntem Vorhofflimmern.

In der Akuttherapie der ersten 24 Stunden mussten bei VHF-Patienten häufiger supportive Maßnahmen ergriffen werden, sie wurden häufiger mit PTT-wirksamen Heparin-Dosen behandelt. Dies folgt aus den zahlreichen Vorerkrankungen und den häufig schweren Schlaganfällen dieser Patientengruppe, eine erfolgreiche Primärprophylaxe könnte in diesem Zusammenhang Kosten sparend wirken. Eine Thrombolyse-Therapie konnte nur bei einer kleinen Minderheit aller Patienten durchgeführt werden.

VHF-Patienten hatten seltener vorübergehende Durchblutungsstörungen des Gehirns, drei Viertel wurden mit der Diagnose „Infarkt mit bleibendem neurologischen Defizit" entlassen. Fehldiagnosen waren mit ca. 10% selten, trotz der vielfältigen Symptomatik ist die Erkrankung von Ärzten bereits klinisch relativ eindeutig zu diagnostizieren. Diese Kenntnisse sollen in einfacher und verständlicher Weise an die Allgemeinbevölkerung weitergegeben werden.

Die wesentlich häufigere und schwerere Schlaganfallerkrankung von VHF-Patienten, die langdauernde und kostenintensive Rehabilitationsmaßnahmen erfordert, machen die Bedeutung des Problemkomplexes Vorhofflimmern und Schlaganfall deutlich. Im Anbetracht der allgemeinen Bevölkerungsentwicklung wird die Prävalenz von Vorhofflimmern unter der Bevölkerung und unter Schlaganfallpatienten künftig noch ansteigen. Mit den oralen Antikoagulanzien vom Typ der Vitamin-K-Antagonisten und den Thrombozytenaggregationshemmern stehen nachweislich effektive und, bei an das individuelle Risiko angepasster Medikation, sichere Präparate zur wirksamen Prävention zur Verfügung. Aufgrund von Unsicherheit, mangelnder Kenntnis und inkorrekten Vorurteilen sind aber vor allem weibliche und alte VHF-Patienten deutlich unterversorgt. Eventuell können neue Präparate, z. B. direkte orale Thrombininhibitoren, künftig die Prävention des kardio-embolischen Hirninfarktes einfacher und sicherer gestalten.

Kenntnisse über Schlaganfall-Symptome und insbesondere über die richtige Handlungsweise bei Verdacht auf Schlaganfall müssen bei der allgemeinen Bevölkerung noch mehr verbreitet werden. Die Ärzteschaft soll sich über Fortschritte in der Prophylaxe und Therapie kontinuierlich fortbilden.

Der Schlaganfall muss im Bewusstsein *aller* Beteiligten das Image des „hoffnungslosen Falles" verlieren, um dem Wissen um eine Notfallerkrankung, die dringender Therapie bedarf, Platz zu machen. Durch konzertierte Anstrengungen können in Zukunft bessere Ergebnisse erzielt werden, die den individuellen Patienten und der Gesellschaft als Ganzes zu Gute kommen.

Literaturverzeichnis

1. Robert-Koch-Institut, Statistisches Bundesamt, Bundesministerium für Gesundheit und Soziale Sicherheit, Bundesministerium für Bildung und Forschung: Gesundheitsbericht für Deutschland 1998, Kapitel 5.3 Krankheiten des zerebrovaskulären Systems. Gesundheitsberichterstattung des Bundes 1998. http://www.gbe-bund.de.

2. Public Health and Aging: Atrial Fibrillation as a Contributing Cause of Death and Medicare Hospitalization -- United States, 1999. Hrsg.: Centers for Disease Control and Prevention. Morbidity and Mortality Weekly Report 2003, 52 (*Feb 21*): 128-131. http://www.cdc.gov/mmwr/PDF/wk/mm5207.pdf.

3. Astrup J, Siesjo BK: Thresholds in cerebral ischemia - the ischemic penumbra. Stroke 1981, 12 (*6*): 723-725. PubMed-ID 6272455.

4. Memezawa H, Smith ML: Penumbral tissues salvaged by reperfusion following middle cerebral artery occlusion in rats. Stroke 1991, 23 (*4*): 552-559. PubMed-ID 1561688.

5. Heiss WD, Graf R: The ischemic penumbra. Curr Opin Neurol 1995, 7 (*1*) 11-19. PubMed-ID 8173671.

6. del Zoppo GJ, Zeumer H: Thrombolytic theray in stroke: possibilities and hazards. Stroke 1986, 17 (*4*): 595-607. PubMed-ID 3526644.

7. Adams HP Jr, Brott TG et al.: Guidelines for the management of patients with acute ischemic stroke. A statement for healthcare professionals from a special writing group of the Stroke Council, American Heart Association. Stroke 1994, 25 (*9*): 1901-1914. PubMed-ID 8073477.

8. The National Institute of Neurological Disorders and Stroke rt-PA Stroke Study Group: Tissue plasminogen activator for acute ischemic stroke. N Engl J Med 1995, 333 (*24*): 1581-1587. PubMed-ID 7477192.

9. Hacke W, Kaste M et al.: Intravenous thrombolysis with recombinant tissue plasminogen activator for acute hemispheric stroke. The European

Cooperative Acute Stroke Study (ECASS). JAMA 1995, 274 (*13*): 1017-1025. PubMed-ID 7563451.

10. Hacke W, Kaste M et al.: Randomised double-blind placebo-controlled trial of thrombolytic therapy with intravenous alteplase in acute ischaemic stroke (ECASS II). Second European-Australasian Acute Stroke Study Investigators. Lancet 1998, 352 : 1245-1251. PubMed-ID 9788453.

11. Adams HP Jr, Brott T et al.: Guidelines for the early management of patients with ischemic stroke: A scientific statement from the Stroke Council of the American Stroke Association. Stroke 2003, 34 (*4*): 1056-1083. PubMed-ID 12677087.

12. Alberts MJ, Perry A et al.: Effects of public and professional education on reducing the delay in presentation and referral of stroke patients. Stroke 1992, 23 (*3*): 352-356. PubMed-ID 1542895.

13. Barsan WG, Brott TG et al.: Urgent therapy for acute stroke. Effects of a stroke trial on untreated patients. Stroke 1994, 25 (*11*): 2132-2137. PubMed-ID 7974533.

14. Jorgensen HS, Nakayama H et al.: Factors delaying hospital admission in acute stroke: the Copenhagen Stroke Study. Neurology 1996, 47 (*2*): 383-387. PubMed-ID 8757008.

15. Azzimondi G, Bassein L et al.: Variables associated with hospital arrival time after stroke: effect of delay on the clinical efficiency of early treatment. Stroke 1997, 28 (*3*): 537-542. PubMed-ID 9056608.

16. Wester P, Radberg J et al.: Factors associated with delayed admission to hospital and in-hospital delays in acute stroke and TIA: a prospective, multicenter study. Seek Medical Attention in Time Study Group. Stroke 1999, 30 (*1*): 40-48. PubMed-ID 9880386.

17. Rossnagel K, Junge-Hülsing GJ et al.: Out-of-hospital delay in patients with acute stroke. Ann Emerg Med 2004, 44 (*5*): 476-483. PubMed-ID 15520707.

18. Williams LS, Bruno A et al.: Stroke patients' knowledge of stroke. Influence on time to presentation. Stroke 1997, 28 (5): 912-915. PubMed-ID 9158624.

19. Morris DL, Rosamond W et al.: Prehospital and emergency department delays after acute stroke: the Genentech Stroke Presentation Survey. Stroke 2000, 31 (11): 2585-2590. PubMed-ID 11062279.

20. Schroeder EB, Rosamond WD et al.: Determinants of use of emergency medical services in a population with stroke symptoms: the Second Delay in Accessing Stroke Healthcare (DASH II) Study. Stroke 2000, 31 (11): 2591-2596. PubMed-ID 11062280.

21. Lacy CR, Suh DC et al.: Delay in presentation and evaluation for acute stroke: Stroke Time Registry for Outcomes Knowledge and Epidemiology (S.T.R.O.K.E.). Stroke 2001, 32 (1): 63-69. PubMed-ID 11136916.

22. Grond M, Stenzel C et al.: Early intravenous thrombolysis for acute ischemic stroke in a community-based approach. Stroke 1998, 29 (8): 1544-1549. PubMed-ID: 9707190.

23. National Institute of Neurological Disorders and Stroke, National Institutes of Health: Proceedings of a national symposium on rapid identification and treatment of acute stroke: executive summary. 12-13. Dezember 1996. www.ninds.nih.gov/health_and_medical/stroke_proceedings/execsum.htm.

24. Stroke Unit Trialists Collaboration: How do stroke units improve patient outcomes? A collaborative systematic review of the randomized trials. Stroke 1997, 28 (11): 2139-2144. PubMed-ID 9368554.

25. Kalra L, Evans A et al.: Alternative strategies for stroke care: a prospective randomised controlled trial. Lancet 2000, 356 : 894-899. PubMed-ID 11036894.

26. Alberts MJ, Hademenos G et al.: Recommendations for the establishment of primary stroke centers. The Brain Attack Coalition. JAMA 2000, 283 (23): 3102-3109. PubMed-ID 10865305.

27. Wolf PA, Dawber TR et al.: Epidemiologic assessment of chronic atrial fibrillation and risk of stroke: the Framingham study. Neurology 1978, 28 (*10*): 973-977. PubMed-ID 570666.

28. Wolf PA, Abbott RD, Kannel WB: Atrial fibrillation as an independent risk factor for stroke: the Framingham Study. Stroke 1991, 22 (*8*): 983-988. PubMed-ID 1866765.

29. Yuan Z, Bowlin S: Atrial fibrillation as a risk factor for stroke: a retrospective cohort study of hospitalized Medicare beneficiaries. Am J Public Health 1998, 88 (*3*): 395-400. PubMed-ID 9518970.

30. Jorgensen HS, Nakayama H et al.: Acute stroke with atrial fibrillation. The Copenhagen Stroke Study. Stroke 1996, 27 (*10*): 1765-1769. PubMed-ID 8841326.

31. Lin HJ, Wolf PA et al.: Stroke severity in atrial fibrillation. The Framingham Study. Stroke 1996, 27 (*10*): 1760-1764. PubMed-ID 8841325.

32. Lamassa M, Di Carlo AA et al.: Characteristics, outcome, and care of stroke associated with atrial fibrillation in Europe: data from a multicenter multinational hospital-based registry (The European Community Stroke Project). Stroke 2001, 32 (*2*): 392-398. PubMed-ID 11157172.

33. Fuster V, Ryden L et al.: ACC/AHA/ESC guidelines for the management of patients with atrial fibrillation - executive summary. J Am Coll Cardiol 2001, 38: 1231-1265.
www.acc.org/clinical/guidelines/atrial_fib/exec_summ/exec_afindex.htm.

34. Ryder KM, Benjamin EJ: Epidemiology and significance of atrial fibrillation. Am J Cardiol 1999, 84: 131R-138R. PubMed-ID 10568672.

35. Kannel WB, Abbott RD et al.: Epidemiologic features of chronic atrial fibrillation: the Framingham study. N Engl J Med 1982, 306 (*17*): 1018-1022. PubMed-ID 7062992.

36. Benjamin EJ, Levy D et al.: Independent risk factors for atrial fibrillation in a population-based cohort. The Framingham Heart Study. JAMA 1994, 271 (*11*): 840-844. PubMed-ID 8114238.

37. Benjamin EJ, Wolf PA et al.: Impact of atrial fibrillation on the risk of death: the Framingham Heart Study. Circulation 1998, 98 (*10*): 946-952. PubMed-ID 9737513.

38. Risk factors for stroke and efficacy of antithrombotic therapy in atrial fibrillation. Analysis of pooled data from five randomized controlled trials. Arch Intern Med 1994, 154 (*13*): 1449-1457. PubMed-ID 8018000.

39. Hart RG, Halperin JL et al.: Lessons from the Stroke Prevention in Atrial Fibrillation trials. Ann Intern Med 2003, 138 (*10*): 831-838. PubMed-ID 12755555.

40. Hart R, Pearce L: Stroke with intermittent atrial fibrillation: incidence and predictors during aspirin therapy. J Am Coll Cardiol 2000, 35 (*1*): 183-187. PubMed-ID 10636278.

41. Empfehlungen zur Primär- und Sekundärprävention des ischämischen Insults. Hrsg.: Arzneimittelkommission der deutschen Ärzteschaft, 1999. www.akdae.de/35/10Hefte/96_IschaemischenInsults_1999_1Auflage.pdf.

42. Protheroe J, Fahey T, Montgomery AA, Peters TJ: Effects of patients' preferences on the treatment of atrial fibrillation: observational study of patient-based decision analysis. West J Med 2001, 174 (*5*): 311-315. PubMed-ID 11342503.

43. Lin HJ, Wolf PA et al.: Newly diagnosed atrial fibrillation and acute stroke. The Framingham Study. Stroke 1995, 26 (*9*): 1527-1530. PubMed-ID: 7660392.

44. Internationale statistische Klassifikation der Krankheiten und verwandter Gesundheitsprobleme. 10. Revision, Version 2.0, Deutsches Institut für Medizinische Dokumentation und Information, Köln. www.dimdi.de/germ/klassi/icd10/htmlsgbv20/f-icd.htm.

45. Gesetz zum Schutz personenbezogener Daten in der Berliner Verwaltung (Berliner Datenschutzgesetz – BlnDSG). Fassung v. 17. Dezember 1990 (GVBl. 1991:16, 54), zuletzt geändert durch Gesetz vom 3. Juli 1995 (GVBl. 1995: 404), Berlin. www.datenschutz-berlin.de/infomat/blndsg/inhbln.htm.

46. Anderson C, Laubscher S et al.: Validation of the Short Form 36 (SF-36) Health Survey Questionnaire among stroke patients. Stroke 1996, 27 (*10*): 1812-1816. PubMed-ID: 8841336.

47. Pickard AS, Johnson JA et al.: Replicability of SF-36 summary scores by the SF-12 in stroke patients. Stroke 1999, 30 (*6*): 1213-1217. PubMed-ID: 10356102.

48. Bulllinger M, Kirchberger I: Der SF-36 Fragebogen zum Gesundheitszustand - Handbuch für die deutschsprachige Fragebogen-Version. Hogrefe, Göttingen, 1998.

49. Brott T, Marler JR et al.: Measurement of acute cerebral infarction: a clinical examination scale. Stroke 1989, 20 (*7*): 864-870. PubMed-ID: 2749847.

50. D'Olhaberriague L, Litvan I et al.: A reappraisal of reliability and validity in stroke. Stroke 1996, 27 (*7*): 2331-2336. PubMed-ID: 8969803.

51. Berger K, Weltermann B et al.: Untersuchung zur Reliabilität von Schlaganfallskalen. Fortschr Neurol Psychiat 1999, 67: 81-93. PubMed-ID: 10093781.

52. Adams HP Jr, Bendixen BH et al.: Classification of subtype of acute ischemic stroke. Definitions for use in a multicenter clinical trial. TOAST Trial of Org 10172 in Acute Stroke Treatment. Stroke 1993, 24 (*1*): 35-41. PubMed-ID: 7678184.

53. Bühl Achim, Zöfel Peter: SPSS Version 10 - Einführung in die moderne Datenanalyse unter Windows. 7. überarbeitete und erweiterte Auflage, Addison-Wesley, München, 2000.

54. Kolominsky-Rabas Peter, Sarti Cinzia et al.: A prospective community-based study of stroke in Germany - The Erlangen Stroke Project (ESPro). Stroke 1998, 29 (*12*): 2501-2506. PubMed-ID: 9836758.

55. Jongbloed L: Prediction of function after stroke: a critical review. Stroke 1986, (*17*): 765-776. PubMed-ID: 3526649.

56. Bagg S, Pombo AP et al.: Effect of age on functional outcomes after stroke rehabilitation. Stroke 2002, 33 (*1*): 179-185. PubMed-ID: 11779908.

57. Nakayama H, Jorgensen HS et al.: The influence of age on stroke outcome. The Copenhagen Stroke Study. Stroke 1994, 25 (*4*): 808-813. PubMed-ID: 8160225.

58. Brown RD, Whisnant JP et al.: Stroke incidence, prevalence, and survival: secular trends in Rochester, Minnesota, through 1989. Stroke 1996, 27 (*3*): 373-380. PubMed-ID: 8610298.

59. Wyller TB: Stroke and gender. J Gend Specif Med 1999, 2 (*3*): 41-45. PubMed-ID: 11252851.

60. Thorvaldsen P, Asplund K et al.: Stroke incidence, case fatality, and mortality in the WHO MONICA project. World Health Organization Monitoring Trends and Determinants in Cardiovascular Disease. Stroke 1995, 26 (*3*): 361-367. PubMed-ID: 7886707.

61. Harper GD, Haigh RA et al.: Factors delaying hospital admission after stroke in Leicestershire. Stroke 1992, 23 (*6*): 835-838. PubMed-ID: 1595101.

62. Wolf PA, d'Agostino RB et al.: Cigarette smoking as a risk factor for stroke. The Framingham Study. JAMA 1988, 259 (*7*): 1025-1029. PubMed-ID: 3339799.

63. Gill JS, Shipley MJ et al.: Cigarette smoking. A risk factor for hemorrhagic and nonhemorrhagic stroke. Arch Intern Med 1989, 149 (*9*): 2053-2057. PubMed-ID: 2774782.

64. Reynolds K, Lewis B et al. : Alcohol consumption and risk of stroke: a meta-analysis. JAMA 2003, 289 (*5*): 579-588. PubMed-ID: 12578491.

65. Gill JS, Shipley MJ et al.: Alcohol consumption -- a risk factor for hemorrhagic and non-hemorrhagic stroke. Am J Med 1991, 90 (*4*): 489-497. PubMed-ID: 2012089.

66. Vollwertig essen und trinken nach den 10 Regeln der DGE. Hrsg.: Deutsche Gesellschaft für Ernährung. www.dge.de/Pages/navigation/verbraucher_infos/infos.html.

67. Lee IM, Paffenbarger RS Jr: Physical activity and stroke incidence: the Harvard Alumni Health Study. Stroke 1998, 29 (*10*): 2049-2054. PubMed-ID: 9756580.

68. Lee IM, Hennekens CH et al.: Exercise and risk of stroke in male physicians. Stroke 1999, 30 (*1*): 1-6. PubMed-ID: 9880379.

69. Sacco RL, Gan R et al.: Leisure-time physical activity and ischemic stroke risk: the Northern Manhattan Stroke Study. Stroke 1998, 29 (2): 380-387. PubMed-ID: 9472878.

70. Hu FB, Stampfer MJ et al.: Physical activity and risk of stroke in women. JAMA 2000, 283 (*22*): 2961-2967. PubMed-ID: 10865274.

71. Benavente O, Hart R et al.: Oral anticoagulants for preventing stroke in patients with non-valvular atrial fibrillation and no previous history of stroke or transient ischemic attacks. Cochrane Database Syst Rev 2000, (2): CD001927. PubMed-ID: 10796453.

72. Benavente O, Hart R et al.: Antiplatelet therapy for preventing stroke in patients with non-valvular atrial fibrillation and no previous history of stroke or transient ischemic attacks. Cochrane Database Syst Rev 2000, (2): CD001925. PubMed-ID: 10796452.

73. Albers GW, Yim JM et al.: Status of antithrombotic therapy for patients with atrial fibrillation in university hospitals. Arch Intern Med 1996, 156 : 2311-2316. PubMed-ID: 8911237.

74. Sudlow M, Thomson R et al.: Prevalence of atrial fibrillation and eligibility for anticoagulants in the community. Lancet 1998, 352 : 1167-1171. PubMed-ID: 9777832.

75. Deplanque D, Corea F et al.: Stroke and atrial fibrillation: is stroke prevention treatment appropriate beforehand? SAFE I Study Investigators. Heart 1999, 82 (5): 63-69. PubMed-ID: 10525509.

76. Perez I, Melbourn A, Kalra L: Use of antithrombotic measures for stroke prevention in atrial fibrillation. Heart 1999, 82 (5): 570-574. PubMed-ID: 10525511.

77. Gage BF, Boechler M et al.: Adverse outcomes and predictors of underuse of antithrombotic therapy in medicare beneficiaries with chronic atrial fibrillation. Stroke 2000, 31 (4): 822-827. PubMed-ID: 10753982.

78. Cohen N, Almoznino-Sarafian N et al.: Warfarin for stroke prevention still underused in atrial fibrillation: patterns of omission. Stroke 2000, 31 (5): 1217-1222. PubMed-ID: 10835435.

79. Evans A, Perez I et al.: Secondary stroke prevention in atrial fibrillation: lessons from clinical practice. Stroke 2000, 31 (9): 2106-2111. PubMed-ID: 10978038.

80. Kalra L, Yu G et al.: Prospective cohort study to determine if trial efficacy of anticoagulation for stroke prevention in atrial fibrillation translates into clinical effectiveness. BMJ 2000, 320: 1236-1239. PubMed-ID: 10797031.

81. Go AS, Hylek EM et al.: Anticoagulation therapy for stroke prevention in atrial fibrillation: how well do randomized trials translate into clinical practice? JAMA 2003, 290 (20): 2685-2692. PubMed-ID: 14645310.

82. Olsson SB, SPORTIF Investigators: Stroke prevention with the oral direct thrombin inhibitor ximelagatran compared with warfarin in patients with non-valvular atrial fibrillation(SPORTIF III): randomised controlled trial. Lancet 2003, 362: 1691-1698. PubMed-ID: 14643116.

83. Feldmann E, Gordon N et al.: Factors associated with early presentation of acute stroke. Stroke 1993, 24 (12): 1805-1810. PubMed-ID: 8248959.

Literaturverzeichnis

84. Casetta I, Granieri E et al.: Temporal trend and factors associated with delayed hospital admission of stroke patients. Neuroepidemiology 1999, 18 (5): 255-264. PubMed-ID: 10461051.

85. Cheung RTF: Hong Kong patients' knowledge of stroke does not influence time-to-hospital presentation. J Clin Neurosci 2001, 8 (4): 311-314. PubMed-ID: 11437568.

86. Derex L, Adeleine P et al.: Factors influencing early admission in a French stroke unit. Stroke 2002, 33 (1): 153-159. PubMed-ID: 11779905.

87. Alberts MJ, Bertels C, Dawson DV: An analysis of time of presentation after stroke. JAMA 1990, 263 (1): 65-68. PubMed-ID: 2293690.

88. Barsan WG, Brott TG et al.: Time of hospital presentation in patients with acute stroke. Arch Intern Med 1993, 153 (22): 2558-2561. PubMed-ID: 7598755.

89. Goldstein LB, Edwards MG, Wood DP: Delay between stroke onset and emergency department evaluation. Neuroepidemiology 2001, 20 (3): 196-200. PubMed-ID: 11490166.

90. Evenson KR, Rosamond WD, Morris DL: Prehospital and in-hospital delays in acute stroke care. Neuroepidemiology 2001, 20 (2): 65-76. PubMed-ID: 11359072.

91. Di Carlo A, Lamassa M et al.: Stroke in the very old: clinical presentation and determinants of 3-month functional outcome: a european perspective. European BIOMED Study of Stroke Care Group. Stroke 1999, 30 (11): 2313-2319. PubMed-ID: 10548664.

92. Hart RG, Pearce LA et al.: Cardioembolic vs. noncardioembolic strokes in atrial fibrillation: frequency and effect of antithrombotic agents in the stroke prevention in atrial fibrillation studies. Cerebrovasc Dis 2000, 10 (1): 39-43. PubMed-ID: 10629345.

Anhang

Dokument 1: Informationsbroschüre für Patienten

Dokument 2: Merkblatt zum Datenschutz

Dokument 3: Einverständniserklärung für Patienten

Dokument 4: Einverständniserklärung durch Angehörige

Dokument 5: nachträgliche Einverständniserklärung

Dokument 6: Interview mit Schlaganfallpatienten

Dokument 7: SF12 - Fragebogen zum Gesundheitszustand

Dokument 8: Notaufnahmebogen für Schlaganfallpatienten

Dokument 9 : NIH-Stroke Scale

Dokument 10: Ärztliche Anamnese, Akutdiagnostik und -therapie

Dokument 11: Arztbrief-Auswertung

Projekt

„Versorgung von Patienten mit akutem Schlaganfall"

Patienteninformation

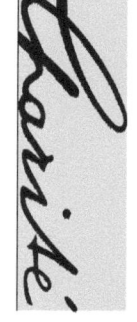

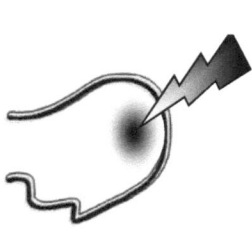

Institut für Sozialmedizin und Epidemiologie
Klinikum für Neurologie
Universitätsklinikum Charité
Medizinische Fakultät
Humboldt-Universität zu Berlin
10098 Berlin

Wir hoffen, dass wir Ihr Interesse an dieser Studie geweckt haben und einige Ihrer Fragen beantworten konnten. Wir würden uns sehr freuen, wenn Sie uns durch Ihre Teilnahme unterstützen könnten.

Für weitere Fragen stehen wir Ihnen gerne zur Verfügung.

Ihre Ansprechpartnerin ist:
Frau Ines Kehler
Medizinische Dokumentarin
Institut für Sozialmedizin und Epidemiologie
Tel.: 450 529038

Patienteninformation zum Projekt „Versorgung von Patienten mit akutem Schlaganfall"

Liebe Patientin,
Lieber Patient,

der Schlaganfall ist eine der am häufigsten auftretenden Erkrankungen in unserer Gesellschaft. Deshalb ist es wichtig, den Gesamtablauf vom ersten Bemerken der Symptome bis zum Einsatz der Behandlung zu dokumentieren. Gerade die ersten Stunden nach Einsetzen der Beschwerden sind für den weiteren Verlauf der Erkrankung von großer Bedeutung. Unser Ziel ist es, die Versorgung von Patienten mit akutem Schlaganfall zu optimieren.

Mit dieser Befragung möchten wir den Verlauf Ihrer Erkrankung vor Aufnahme in das Krankenhaus erfassen. In dieser Studie werden wir ca. 1000 Patienten befragen, die in die Krankenhäuser Campus Charité-Mitte, Campus Charité-Virchow, Friedrichshain und Moabit mit Verdacht auf einen Schlaganfall eingeliefert wurden. Um die Qualität der Versorgung weiterhin zu verbessern, werden wir die Ergebnisse zusammentragen und gezielte Maßnahmen zur besseren Aufklärung und Hilfe einleiten.

Wir würden uns über Ihre Mitarbeit sehr freuen!

Wie sieht der Verlauf der Studie aus?

Wenn Sie sich bereit erklärt haben, an dieser Studie teilzunehmen, indem Sie die Einverständniserklärung unterschrieben haben, wird zunächst ein ca. halbstündiges Interview erfolgen. Weiterhin werden Daten aus Ihrer Krankenakte übernommen. Um den zeitlichen Ablauf bis zum Eintreffen im Krankenhaus zu vervollständigen, werden wir gegebenenfalls den Zeitpunkt des Hilferufs von der Feuerwehr bzw. vom ärztlichen Notdienst einholen.

Innerhalb der routinemäßigen Blutabnahme wird ein Röhrchen Blut abgenommen, aus dem Blutwerte bestimmt werden sollen, um zukünftig den Schweregrad des Schlaganfalls besser einzuschätzen.

Nach einem halben Jahr möchten wir gerne eine zweite Befragung mit Ihnen durchführen, die bei Ihnen zu Hause stattfinden wird.

Wie schützen wir Ihre Daten?

Ihre Angaben werden vertraulich und unter Wahrung der datenschutzrechtlichen Bestimmungen wissenschaftlich ausgewertet.
Wir bitten Sie, in der Einverständniserklärung Ihren Namen, Ihre Anschrift und Ihre Telefonnummer anzugeben. Diese Angaben benötigen wir, um mit Ihnen für die zweite Befragung Kontakt aufnehmen zu können. Die Einverständniserklärung wird getrennt von allen anderen Unterlagen aufbewahrt und nach Studienende vernichtet. Die Angaben aus dem Interview werden ohne Ihren Namen in den Computer eingegeben, so dass eine Zuordnung der Daten zu einer Person nicht mehr möglich ist.

Ihre Mitarbeit kann selbstverständlich jederzeit widerrufen werden.

Dokument 2: Merkblatt zum Datenschutz

Erklärung zum Datenschutz
und zur absoluten Vertraulichkeit Ihrer Angaben

Das Institut für Arbeits-, Sozialmedizin und Epidemiologie ist ein Institut der Charité, Medizinische Fakultät der Humboldt-Universität zu Berlin. Unsere Arbeit folgt streng den Bestimmungen des gesetzlichen Datenschutzes. Die erbetenen Angaben unterliegen der ärztlichen Schweigepflicht und werden unter Wahrung der datenschutzrechtlichen Bestimmungen wissenschaftlich ausgewertet.
Nur auf der Einverständniserklärung stehen Name, Anschrift, Geburtsdatum und Telefonnummer. Dies ist notwendig, damit unser Interviewer Sie zu einem späteren Zeitpunkt ein weiteres Mal befragen kann bzw. ergänzend Fragen telefonisch geklärt werden können. Die Einverständniserklärung wird getrennt von allen anderen Studienunterlagen aufbewahrt und nur einzelne hierfür gesondert autorisierte Studienmitarbeiter haben Zugang zu Ihren persönlichen Daten. Nach Studienende wird die Einverständniserklärung und damit Ihre persönlichen Daten vernichtet. Eine Zuordnung der erhobenen Daten zu einer bestimmten Person ist dann nicht mehr möglich.

Was geschieht mit Ihren Angaben im Fragebogen und den medizinischen Meßwerten?

Unser Interviewer wandelt Ihre Angaben in statistische Zahlen um und gibt diese Zahlen ohne Ihren Namen oder Ihre Adresse in den Computer ein. Die Angaben werden nur durch eine Codenummer miteinander verknüpft. Eine Verbindung mit Ihrem Namen und Ihrer Adresse ist nicht mehr möglich. Die Ergebnisse der Befragung werden ausschließlich in anonymisierter Form und für Gruppen zusammengestellt. Das bedeutet, niemand kann später aus Ergebnissen erkennen, von welcher Person die Angaben gemacht wurden.

Sollten Ihrerseits noch Fragen hinsichtlich des Datenschutzes bestehen, können Sie sich jederzeit gerne unter der Telefonnummer 450 529035 an unsere Mitarbeiterin Frau Binting, Beauftragte für Datenschutz, wenden.

_____   Berlin, 21. Mai 2001
Prof. Dr. Stefan N. Willich
(Projektleiter)

Dokument 3: Einverständniserklärung für Patienten

Einverständniserklärung

Ich bin einverstanden, an dem Forschungsprojektes *'Versorgung von Patienten mit akutem Schlaganfall'* teilzunehmen.
Der Datenschutz muß entsprechend der mir zur Verfügung gestellten "Erklärung zum Datenschutz und zur absoluten Vertraulichkeit Ihrer Angaben" gewährleistet sein.
Nach Abschluß des Projektes werden alle Unterlagen, die einen Personenbezug herstellen können, vernichtet.
Über die Studie wurde ich ausführlich aufgeklärt.

_____ _____
Datum   Unterschrift

Ich bin auch damit einverstanden, dass der Interviewer im Rahmen der oben genannten Studie in Abstimmung mit dem behandelnden Arzt, Einsicht in meine Krankenakte nehmen darf.

_____ _____
Datum   Unterschrift

Bitte füllen Sie auch den nachfolgenden Teil aus:

_____ _____
Nachname des Patienten   Vorname des Patienten

_____ _____ _____
Postleitzahl   Wohnort   Straße, Hausnummer

_____ _____
Telefon (freiwillig)   Geburtsdatum

Dokument 4: Einverständniserklärung durch Angehörige

Einverständniserklärung
(erklärt durch einen Angehörigen)

Ich bin ein/e Angehörige/r

Nachname des Angehörigen	Vorname des Angehörigen
Postleitzahl Wohnort	Straße, Hausnummer

Verwandtschaftsgrad

des Patienten

Nachname des Patienten	Vorname des Patienten
Postleitzahl Wohnort	Straße, Hausnummer
Telefon (freiwillig)	Geburtsdatum

und mir wurde verständlich erklärt, dass die Teilnahme an dem Forschungsprojekt *'Versorgung von Patienten mit akutem Schlaganfall'* im Sinne des Patienten ist. Ich erwarte, dass eine persönliche Einverständniserklärung von dem Patienten zum frühest möglichen Zeitpunkt eingeholt wird.
Sollte der Patient später seine Einverständnis zur Teilnahme an der Studie verweigern, so wurde mir zugesichert, dass alle bereits erhobenen Daten umgehend vernichtet werden.
Der Datenschutz muß entsprechend der mir zur Verfügung gestellten "Erklärung zum Datenschutz und zur absoluten Vertraulichkeit Ihrer Angaben" gewährleistet sein.
Nach Abschluß des Projektes werden alle Unterlagen, die einen Personenbezug herstellen können, vernichtet.
Über die Studie wurde ich ausführlich aufgeklärt.

Datum   Unterschrift

Dokument 5: nachträgliche Einverständniserklärung

Einverständniserklärung (nachgeholt)

Ich bin einverstanden, an dem Forschungsprojektes *'Versorgung von Patienten mit akutem Schlaganfall'* teilzunehmen.
Der Datenschutz muß entsprechend der mir zur Verfügung gestellten "Erklärung zum Datenschutz und zur absoluten Vertraulichkeit Ihrer Angaben" gewährleistet sein.
Nach Abschluß des Projektes werden alle Unterlagen, die einen Personenbezug herstellen können, vernichtet.
Über die Studie wurde ich ausführlich aufgeklärt.

_____   _____
Datum   Unterschrift

Ich bin auch damit einverstanden, dass der Interviewer im Rahmen der oben genannten Studie in Abstimmung mit dem behandelnden Arzt, Einsicht in meine Krankenakte nehmen darf.

_____   _____
Datum   Unterschrift

Bitte füllen Sie auch den nachfolgenden Teil aus:

_____   _____
Nachname des Patienten   Vorname des Patienten

_____   _____   _____
Postleitzahl   Wohnort   Straße, Hausnummer

_____   _____
Telefon (freiwillig)   Geburtsdatum

Dokument 6: Interview mit Schlaganfallpatienten

im Rahmen der „Berliner Akuter Schlaganfall-Studie" (BASS)
(Abschrift der ACCESS®-Eingabemaske)

Patientencode: _ _ _ _

Prähospitalphase:

1. Wann sind Sie geboren?   Geburtsdatum _ _ / _ _ / _ _ _ _

(1) Symptome und Zeitpunkt des Bemerkens

2. Weshalb sind Sie ins Krankenhaus gekommen?

Schwächegefühl in einem Körperteil	☐ Ja	☐ Nein
Hängender Mundwinkel	☐ Ja	☐ Nein
Taubheitsgefühl in einem Körperteil	☐ Ja	☐ Nein
Sehstörung	☐ Ja	☐ Nein
Sprachstörung	☐ Ja	☐ Nein
Schwindel und/oder Übelkeit	☐ Ja	☐ Nein
Gangunsicherheit	☐ Ja	☐ Nein
Kopfschmerzen	☐ Ja	☐ Nein
Nackenschmerzen	☐ Ja	☐ Nein
Andere Beschwerden	☐ Ja	☐ Nein

3. Wer hat diese Beschwerden zuerst bemerkt?

☐ Ich selbst   ☐ Andere Person

4A. Wissen Sie noch, an welchem Tag diese Beschwerden begonnen haben?

☐ Ja, und zwar am _ _ / _ _ / _ _ _ _
☐ Nein

4B. Wissen Sie noch die Uhrzeit, an der diese Beschwerden begonnen haben?

☐ Ja,   um _ _ : _ _ (Stunde:Minuten)
☐ Nein
Wenn nein, können Sie sich noch erinnern, welche Tageszeit es war?
   ☐ Morgens
   ☐ Mittags
   ☐ Nachmittags
   ☐ Abends
   ☐ Nachts

5. Wo waren Sie, als die Beschwerden begonnen haben?

☐ Zuhause
☐ Am Arbeitsplatz → **7**
☐ Bei Verwandten, Freunden, Bekannten
☐ Sonstiges

6A. Sind Sie durch die Beschwerden aufgewacht?

☐ Ja → **8**
☐ Nein

6B. Haben Sie die Beschwerden beim Aufwachen bemerkt?

☐ Ja → **8**
☐ Nein

Dokument 6: Interview mit Schlaganfallpatienten

7. Was haben Sie unmittelbar vor Beginn der Beschwerden getan?

7A. Haben Sie sich körperlich angestrengt, z.B. im Garten gearbeitet, Sport getrieben, schwere Sachen gehoben etc.?

☐ Ja ☐ Nein

7B. Haben Sie sich gerade besonders über etwas geärgert oder aufgeregt?

☐ Ja ☐ Nein

7C. Waren Sie gerade auf der Toilette?

☐ Ja ☐ Nein

7D. Waren Sie gerade sexuell aktiv?

☐ Ja ☐ Nein

8. Hatten Sie Kopfschmerzen:

innerhalb der 24 h vor dem Ereignis	☐ Ja	☐ Nein
während des Ereignisses	☐ Ja	☐ Nein
nach dem Ereignis	☐ Ja	☐ Nein

9. Hatten Sie Nackenschmerzen:

innerhalb der 24 h vor dem Ereignis	☐ Ja	☐ Nein
während des Ereignisses	☐ Ja	☐ Nein
nach dem Ereignis	☐ Ja	☐ Nein

10. Leiden Sie unter Migräne?

☐ Ja ☐ Nein ☐ Weiß nicht

(2) Einschätzen der Symptome

11. Was haben Sie zuerst gedacht, als die Beschwerden auftraten?

- ☐ Es ist nichts Ernsthaftes, z.B. der Arm ist eingeschlafen oder eine Art Migräne
- ☐ Es ist ein Schwächeanfall/allgemeines Unwohlsein
- ☐ Es ist ein Herzinfarkt
- ☐ Es ist ein Schlaganfall
- ☐ Sonstiges

12.A Haben Sie die Beschwerden für dringend gehalten?

- ☐ Ja, ich muss sofort Hilfe holen
- ☐ Nein

12.B Haben Sie diese Beschwerden zuvor schon einmal bemerkt?

☐ Ja   ☐ Nein   ☐ Weiß nicht

12.C Sind diese Beschwerden plötzlich aufgetreten?

☐ Ja   ☐ Nein   ☐ Weiß nicht

(3) Suchen medizinischer Hilfe

13. Als die Beschwerden begonnen haben, waren Sie ...?

- ☐ Alleine
- ☐ Mit einer Bezugsperson oder Freunden/Bekannten/Kollegen zusammen
- ☐ Unter Fremden

Dokument 6: Interview mit Schlaganfallpatienten

14. Wen haben Sie als erstes um Hilfe gerufen?

☐ Bezugsperson oder Bekannte/Freunde/Kollegen/Nachbarn
☐ Fremde
☐ Feuerwehr oder Rettungswagen, Hausarzt, Ärztlicher Notdienst, Notaufnahme etc.→ **16**
☐ Niemanden / Keine der Antworten trifft zu

15. Wer hat die medizinische Hilfe, z.B. Hausarzt, Feuerwehr/Notruf112 oder einen Rettungswagen, geholt (bzw. die Notaufnahme alamiert)?

☐ Ich selbst   ☐ Andere Person

16. Wann wurde die medizinische Hilfe gerufen?

☐ TT / MM / JJ, hh:mm   ☐ keine genaue Angabe möglich → **16B**

16B. Wenn keine genaue Angabe möglich ist: War es ... ?

☐ Sofort nach Beginn der Beschwerden
☐ Ein bis zwei Stunden nach Beginn
☐ Mehrere Stunden danach
☐ Am nächsten Tag
☐ In den nächsten Tagen oder in der(n) nächste(n) Woche(n)

17. Wen haben Sie (oder die von Ihnen benachrichtigte/n Person/-en) um medizinische Hilfe gebeten?

☐ Hausarzt (telefonisch)	→ **18**
☐ Hausarzt (Praxis)	→ **19**
☐ Feuerwehr	→ **20**
☐ Kassenärztlicher Notdienst	→ **21**
☐ Notaufnahme im Krankenhaus	→ **21**
☐ Krankentransport	→ **21**

Dokument 6: Interview mit Schlaganfallpatienten

18. Was hat der Hausarzt/die Hausärztin bei Ihrem Anruf getan?

- ☐ Hat mich aufgefordert, in ihre/seine Praxis zu kommen: wenn ja, wann?
    - ☐ sofort
    - ☐ zu einem späteren Zeitpunkt
- ☐ Ist zu mir nach Hause gekommen
- ☐ Hat mir geraten, selber in die Klinik zu fahren: wenn ja, wie?
    - ☐ mit dem Taxi
    - ☐ ohne nähere Anweisung
    - ☐ mit einer Begleitperson
- ☐ Hat weitere medizinische Hilfe alarmiert: wenn ja, wen?
    - ☐ hat er die Feuerwehr/Notruf112 alarmiert
    - ☐ hat er den Kassenärztlichen Notdienst alarmiert
    - ☐ hat einen Krankentransport bestellt
    - ☐ hat mir geraten, die Feuerwehr zu rufen

19. Was hat der Hausarzt/die Hausärztin bei Ihrem Besuch in der Praxis veranlasst?

- ☐ Hat mir geraten abzuwarten
- ☐ Hat Untersuchungen veranlasst und eine Therapie verschrieben
- ☐ Hat mir geraten, selber in die Klinik zu fahren: wenn ja, wie?
    - ☐ mit dem Taxi
    - ☐ ohne nähere Anweisung
    - ☐ mit einer Begleitperson
- ☐ Hat weitere medizinische Hilfe alarmiert: wenn ja, wen?
    - ☐ hat er die Feuerwehr/Notruf112 alarmiert
    - ☐ hat er den Kassenärztlichen Notdienst alarmiert
    - ☐ hat einen Krankentransport bestellt

(4) Erfahrung mit Feuerwehr bzw. mit Schlaganfall

20. Woher haben Sie gewusst, dass Sie die Feuerwehr/Notruf112 alarmieren sollen?

Durch ein früheres Erlebnis	☐ Ja	☐ Nein
Aus Informationen durch die Medien (Zeitung, Fernsehen, Radio)	☐ Ja	☐ Nein
Durch den Hausarzt/die Hausärztin	☐ Ja	☐ Nein
Durch andere, z.B. Bezugsperson, Kollegen, Nachbarn etc.	☐ Ja	☐ Nein
Selbstverständlich	☐ Ja	☐ Nein

21. Warum haben Sie nicht die Feuerwehr/Notruf112 alarmiert?

Sie haben die Beschwerden nicht für ernst genug gehalten	☐ Ja	☐ Nein
Sie wussten nicht, dass die Feuerwehr für solche Notfälle zuständig ist	☐ Ja	☐ Nein
Sie wollten die Feuerwehr nicht rufen, wenn ja, warum?	☐ Ja	☐ Nein
Weil Sie sich nicht getraut haben	☐ Ja	☐ Nein
Weil Sie mehr Vertrauen zu meinem Hausarzt bzw. Hausärztin haben	☐ Ja	☐ Nein

22. Haben Sie früher schon die Feuerwehr/Notruf112 gerufen?

    ☐ Ja   ☐ Nein

23. Haben Sie vor Ihrem Krankenhausaufenthalt gewusst, was ein Schlaganfall ist?

    ☐ Ja,   wenn ja, von wem?

        ☐ Von meinem Hausarzt/meiner Hausärztin

        ☐ Aus den Medien, z.B. Fernsehen, Radio, Zeitung

        ☐ In meiner Familie oder in meinem Bekannten- oder Freundeskreis hat es schon einmal einen Schlaganfall gegeben

    ☐ Nein, davon habe ich noch nicht gehört

24. Was haben Sie vor Ihrem Krankenhausaufenthalt über den Schlaganfall gedacht?

- ☐ "Bei einem Schlaganfall kann man sowieso nichts machen"
- ☐ "Der Schlaganfall muss zwar ärztlich behandelt werden, aber es eilt nicht so"
- ☐ "Der Schlaganfall ist ein Notfall, bei dem man sofort in die Klinik muss"
- ☐ Keine der Antworten

(5) Medizinische Vorgeschichte

25. Welche anderen Krankheiten haben Sie (Mehrfachnennungen möglich)?

Hoher Blutdruck	☐ Ja	☐ Nein	☐ Weiß nicht
Diabetes/Zuckerkrankheit	☐ Ja	☐ Nein	☐ Weiß nicht
Erhöhte Blutfette	☐ Ja	☐ Nein	☐ Weiß nicht
Herzrhythmusstörungen	☐ Ja	☐ Nein	☐ Weiß nicht
Herzinfarkt	☐ Ja	☐ Nein	☐ Weiß nicht
Durchblutungsstörung in den Beinen	☐ Ja	☐ Nein	☐ Weiß nicht
Verengte Halsschlagader(n)	☐ Ja	☐ Nein	☐ Weiß nicht
Herzschwäche	☐ Ja	☐ Nein	☐ Weiß nicht

26. Haben Sie früher schon einmal einen Schlaganfall gehabt?

☐ Ja, wenn ja,
  wie viele Schlaganfälle hatten Sie bisher? _ _ (Anzahl)
  1.Schlaganfall: TT / MM / JJ   oder vor _ _ Jahren
  letzter Schlaganfall: TT / MM / JJ   oder vor _ _ Jahren

☐ Nein

Dokument 6: Interview mit Schlaganfallpatienten

27. Haben Sie regelmäßig vor Ihrer Einweisung ins Krankenhaus folgende Medikamente eingenommen?

Medikamente gegen den erhöhten Blutdruck	☐ Ja	☐ Nein	☐ Weiß nicht
Medikamente gegen erhöhte Blutfette/erhöhtes Cholesterin	☐ Ja	☐ Nein	☐ Weiß nicht
Medikamente/Spritzen gegen erhöhten Blutzucker	☐ Ja	☐ Nein	☐ Weiß nicht
Aspirin (ASS) oder Plavix oder Iscover oder Ticlyd zur Blutverdünnung	☐ Ja	☐ Nein	☐ Weiß nicht
Marcumar oder Falithrom oder Warfarin zur Blutverdünnung	☐ Ja	☐ Nein	☐ Weiß nicht
Medikamente bei Herzschwäche	☐ Ja	☐ Nein	☐ Weiß nicht
Medikamente bei Herzrythmusstörungen	☐ Ja	☐ Nein	☐ Weiß nicht

28. Hat in Ihrer Familie, z.B. Geschwister, Eltern, schon einmal jemand einen Schlaganfall gehabt?

☐ Ja   ☐ Nein   ☐ Weiß nicht

29. Hat in Ihrer Familie, z.B. Geschwister, Eltern, schon einmal jemand einen Herzinfarkt gehabt?

☐ Ja   ☐ Nein   ☐ Weiß nicht

30. Wird Ihr Blutdruck regelmäßig kontrolliert?

☐ Ja,   wenn ja, wo? (Mehrfachnennung möglich)

   ☐ Beim Hausarzt, bei der Hausärztin

   ☐ Eigenes Gerät

   ☐ Sonstiges (Apotheke, Betrieb usw.)

☐ Nein, wird nicht regelmäßig kontrolliert

Dokument 6: Interview mit Schlaganfallpatienten

(6) Lebensstil

31. Rauchen Sie oder haben Sie jemals geraucht?

    ☐ Ja, ich rauche Zigaretten
        Seit wie vielen Jahren rauchen Sie?   _ _ Jahre
        Wie viele Zigaretten rauchen Sie durchschnittlich pro Tag?   _ _ Zig. / Tag
    ☐ Ja, ich rauche Zigarren und/oder Pfeife
    ☐ Ja, ich habe früher Zigaretten geraucht
        Seit wann rauchen Sie nicht mehr?   seit _ _ _ _
        Wie viele Jahre haben Sie geraucht?   _ _ Jahre
        Wie viele Zigaretten haben Sie durchschnittlich pro Tag geraucht?   _ _ Zig. / Tag
    ☐ Ja, ich habe früher Zigarren und/oder Pfeife geraucht
    ☐ Nein, ich habe noch nie geraucht

32. Wie viele alkoholische Getränke trinken Sie durchschnittlich pro Woche?

    ☐ Bier   _ _ Glas/Gläser (0.3)
    ☐ Wein, Sekt, Obstwein   _ _ Glas/Gläser (0.2)
    ☐ Hochprozentige Getränke   _ _ Glas/Gläser (2cl)
    (auch alkoholhaltige kreislaufstärkende Mittel wie
    Doppelherz und Klosterfrau-Melissengeist)
    ☐ Ich trinke keinen Alkohol

33. Wie viele Stunden pro Woche sind Sie vor dem Ereignis im Durchschnitt körperlich aktiv gewesen, z.B. mit Sport, Wandern, Radfahren oder Gartenarbeit?

    _ _ Stunden pro Woche

34. Wie oft in der Woche essen Sie Obst oder Gemüse?

    ☐ Mehrmals täglich
    ☐ Jeden Tag/fast jeden Tag
    ☐ Mehrmals in der Woche
    ☐ Einmal in der Woche oder weniger
    ☐ Ich esse kein Obst oder Gemüse

(7) Soziodemographie

35. Geschlecht

    ☐ Männlich   ☐ Weiblich

36. Was haben Sie für eine Staatsangehörigkeit?

    ☐ Deutsch   ☐ Andere

37. Leben Sie alleine?

    ☐ Ja → **40**   ☐ Nein

38. Falls Sie alleine leben, wo wohnen Ihre Angehörigen (Kinder, Geschwister, etc.)?

    ☐ In derselben Stadt
    ☐ Weiter entfernt
    ☐ Ich habe keine Angehörigen

39. Welchen höchsten allgemeinbildenden Schulabschluss haben Sie?

    ☐ Habe keinen Abschluss
    ☐ Volksschul- oder den Hauptschulabschluss
    ☐ Realschulabschluss oder den Abschluss der Polytechnischen Oberschule
    ☐ Fachhochschulreife
    ☐ Allgemeine oder fachgebundene Hochschulreife (Abitur)
    ☐ Anderer Abschluss

40. Sind Sie zur Zeit erwerbstätig?

    ☐ Vollzeit-erwerbstätig (mind. 35 Stunden pro Woche)
    ☐ Teilzeit-erwerbstätig (unter 35 Stunden pro Woche)
    ☐ Vorruhestand, Rentner(in), Pensionär(in)
    ☐ Zur Zeit nicht erwerbstätig (z.B. Hausfrau/mann, arbeitslos, beurlaubt)

41. Arbeiten Sie (oder haben Sie gearbeitet) überwiegend körperlich oder üben (oder haben Sie ausgeübt) Sie eine überwiegend sitzende Tätigkeit aus?

    ☐ Überwiegend körperlich
    ☐ Überwiegend sitzend
    ☐ Habe noch nie gearbeitet

42. Wo wohnen Sie?

    ☐ In meiner eigenen Wohnung
    ☐ Bei meinen Kindern, Geschwistern etc.
    ☐ In einem Seniorenheim
    ☐ In einem Pflegeheim
    ☐ Sonstiges

43. Wie viele Personen leben in Ihrem Haushalt?

    Anzahl: _ _

Dokument 6: Interview mit Schlaganfallpatienten

44. Wie viel Geld steht Ihnen zusammen monatlich netto zur Verfügung? Bitte nennen Sie anhand dieser Karte die Zahl, deren Einkommensgruppe Sie angehören.

- ☐ (1) unter 1000,-DM
- ☐ (2) 1000- unter 2500,-DM
- ☐ (3) 2500- unter 4000,-DM
- ☐ (4) über 4000,-DM
- ☐ Weiß nicht
- ☐ Möchte keine Angabe machen

45. Wo haben Sie im Jahre 1988 gewohnt?

- ☐ In den neuen Bundesländern
- ☐ In den alten Bundesländern
- ☐ Im Ausland

46. Wie sind Sie krankenversichert?

- ☐ Gesetzliche Krankenkasse
- ☐ Private Krankenkasse
- ☐ Ich bin Selbstzahler
- ☐ Ich bin über das Sozialamt versichert
- ☐ Weiß nicht

Dokument 7: SF12 - Fragebogen zum Gesundheitszustand

(Abschrift der ACCESS-Eingabemaske)

In diesem Fragebogen geht es um Ihre Beurteilung Ihres Gesundheitszustandes in der letzten Zeit **vor** Aufnahme in das **Akutkrankenhaus**.

Der Bogen ermöglicht es, im Zeitverlauf nachzuvollziehen, wie Sie sich vor dem Krankenhausaufenthalt fühlten und wie Sie im Alltag zurechtkamen.

1. Wie würden Sie Ihren Gesundheitszustand im Allgemeinen beschreiben?

- a) ausgezeichnet ☐
- b) sehr gut ☐
- c) gut ☐
- d) weniger gut ☐
- e) schlecht ☐

2. Im Folgenden sind zwei Tätigkeiten beschrieben, die Sie vielleicht an einem normalen Tag ausüben. Bitte sagen Sie mir, ob Sie durch Ihren Gesundheitszustand vor dem Krankenhausaufenthalt bei diesen Tätigkeiten eingeschränkt waren?

Tätigkeiten	ja, stark eingeschränkt	ja, etwas eingeschränkt	nein, überhaupt nicht eingeschränkt
a) mittelschwere Tätigkeiten, z. B. einen Tisch verschieben, Staub saugen, kegeln, Golf spielen	☐	☐	☐
b) mehrere Treppenabsätze steigen	☐	☐	☐

3. Die folgenden Fragen beschäftigen sich mit Ihrer körperlichen Gesundheit und Ihren Schwierigkeiten bei der Arbeit oder anderen alltäglichen Tätigkeiten im Beruf bzw. zu Hause.

	Ja	Nein
a) In der Woche vor dem Krankenhausaufenthalt haben Sie weniger geschafft als Sie wollten wegen Ihrer körperlichen Gesundheit?	☐	☐
b) In der Woche vor dem Krankenhausaufenthalt konnten Sie nur bestimmte Dinge tun wegen Ihrer körperlichen Gesundheit?	☐	☐

Dokument 7: SF 12-Fragebogen zum Gesundheitszustand

4. Die folgenden Fragen beschäftigen sich mit Ihrer seelischen Gesundheit und Ihren Schwierigkeiten bei der Arbeit oder anderen alltäglichen Tätigkeiten im Beruf bzw. zu Hause.

	Ja	Nein
a) In der Woche vor dem Krankenhausaufenthalt haben Sie weniger geschafft als Sie wollten wegen seelischer Probleme, z. B. weil Sie sich niedergeschlagen oder ängstlich fühlten?	☐	☐
b) In der Woche vor dem Krankenhausaufenthalt konnten Sie nicht so sorgfältig arbeiten wie üblich wegen seelischer Probleme, z. B. weil Sie sich niedergeschlagen oder ängstlich fühlten?	☐	☐

5. Inwieweit haben die Beschwerden Sie in der Woche vor dem Krankenhausaufenthalt bei der Ausübung Ihrer Alltagstätigkeiten im Beruf bzw. zu Hause behindert?

a) überhaupt nicht ☐
b) etwas ☐
c) mäßig ☐
d) ziemlich ☐
e) sehr ☐

6. In diesen Fragen geht es darum, wie Sie sich fühlen und wie es Ihnen in der Woche vor dem Krankenhausaufenthalt gegangen ist. Bitte geben Sie mir zu jeder Frage die Antwort, die Ihrem Befinden am besten entspricht.

Wie oft waren Sie in der Wochen vor dem Krankenhausaufenthalt ...

	immer	meistens	ziemlich oft	manchmal	selten	nie
... ruhig und gelassen:	☐	☐	☐	☐	☐	☐
... voller Energie:	☐	☐	☐	☐	☐	☐
... entmutigt und traurig:	☐	☐	☐	☐	☐	☐

7. Wie häufig haben Ihre körperliche Gesundheit oder seelischen Probleme in der Woche vor dem Krankenhausaufenthalt Ihre Kontakte zu anderen Menschen (Besuche bei Freunden, Verwandten usw.) beeinträchtigt?

a) immer ☐
b) meistens ☐
c) manchmal ☐
d) selten ☐
e) nie ☐

Dokument 8: Notaufnahmebogen für Schlaganfallpatienten

Datum   /   /   Uhrzeit   :   Uhr

AUFNAHMEBOGEN FÜR SCHLAGANFALLPATIENTEN
Dokumentation durch den/die neurologische Konsilararzt/ärztin
(Zum Verbleib in der Patientenakte)

Patientenetikette, oder
Name:
Vorname:
geb am:

1. Diagnose des neurologischen Konsilararztes
- Schlaganfall .... O
- Verdacht auf Schlaganfall... O

2. Ist der Ereigniszeitpunkt bekannt?
- Zeitpunkt bekannt .... O
- Zeitpunkt unbekannt .... O
- wenn unbekannt, dann Zeitpunkt des Bemerkens............. O

Ereigniszeitpunkt:
um   :   Uhr,
am   /   /

Zeitpunkt des Bemerkens:
um   :   Uhr,
am   /   /

3. Welche medizinische Hilfe wurde zuerst benachrichtigt?
- Feuerwehr... O
- Hausarzt (Praxis).. O
- Hausarzt (Telefon).. O
- Krankentransport.. O
- Kassenärztlicher Notdienst... O
- Notaufnahme... O

4. Wann wurde diese Hilfe gerufen?
- Zeitpunkt bekannt .... O
- Zeitpunkt unbekannt .... O

Hilferuf erfolgt
um   :   Uhr,
am   /   /

5. Wo wurde der Patient in dieser Klinik zuerst gesehen?
- Notaufnahme... O
- Sonstiges .... O

5a. Nur für Charite (CCM und CCV): welche Notaufnahme?
- Chirurgische Notaufnahme.. O
- Internistische Notaufnahme.. O

6. Wann ist der Patient hier in der Notaufnahme eingetroffen?
- Zeitpunkt bekannt .... O
- Zeitpunkt unbekannt .... O

Notaufnahme hier :
um   :   Uhr,
am   /   /

7. Ist der Patient aus einem anderen Krankenhaus verlegt worden?
- Nein... O
- Ja... O
  → Aus welchem Krankenhaus: _____
  7a. Wann war der Patient dort in der Notaufnahme?
  - Zeitpunkt bekannt... O
  - Zeitpunkt unbekannt... O
  - Der Patient war dort nicht in der Notaufnahme........... O

Notaufnahme dort :
um   :   Uhr,
am   /   /

8. Wann wurde das neurologische Konsil begonnen?
- Zeitpunkt bekannt .... O
- Zeitpunkt unbekannt .... O

Konsil begonnen :
um   :   Uhr,
am   /   /

9. Wurde folgende Diagnostik in der Akutversorgung durchgeführt?
- **9a. EKG**.. O
  - o.p.B. .... O
  - Vorhofflimmern... O
  - Sonstiges .... O
- **9b. cCT** .... O
  - o.p.B. .... O
  - Blutung .... O
  - Ischämie .... O
  - SAB .... O
  - Sonstiges .... O

EKG durchgeführt:
um   :   Uhr,
am   /   /

cCT angemeldet:
um   :   Uhr,
am   /   /

cCT durchgeführt:
um   :   Uhr,
am   /   /

Dokument 9: NIH-Stroke Scale

PUNKTWERTEBOGEN FÜR DEN NIH–SS für Pat.:
Folgen Sie bitte den Anweisungen im Original der NIH-Stroke-Scale

Skala / Item	Abstufungen / Punktewerte		Punkte
1a. Bewußtseinslage (Vigilanz)	(0) Wach, unmittelbar beantwortet (1) Benommen, aber durch geringe Stimulation zum Befolgen von Aufforderungen oder Antworten zu bewegen (2) Somnolent, bedarf wiederholter Stimulation um aufmerksam zu sein, oder ist soporös und bedarf starker oder schmerzhafter Stimulation zum Erzielen von Bewegungen (keine Stereotypien) (3) Koma, antwortet nur mit mot. oder vegetativen Reflexen oder reagiert gar nicht, ist schlaff und ohne Reflexe		
1b. Orientierung	Frage nach Monat und Alter (Anmerkung: auch eindeutige nonverbale Antworten werden gewertet) (0) Beantwortet beide Fragen richtig (1) Beantwortet eine Frage richtig (2) Beantwortet keine Frage richtig		
1c. Befolgung von Aufforderungen	Aufforderung, die Augen und die nicht-paretische Hand zu öffnen und zu schließen (0) führt beide Aufgaben richtig aus (1) führt eine Aufgabe richtig aus (2) führt keine Aufgabe richtig aus		
2. Blickbewegungen (Okulomotorik)	(0) Normal (Anmerkung: bei unzureichender Kooperation = 1 Punkt!) (1) Partielle Blickparese. Dieser Punktwert wird vergeben, wenn die Blickrichtung von einem o. beiden Augen abnormal ist, jedoch keine forcierte Blickdeviation oder komplette Blickparese besteht (e.g. Augenmuskelparese) (2) Forcierte Blickdeviation oder komplette Blickparese, die durch Ausführen des okulocephalen Reflexes nicht überwunden werden kann		
3. Gesichtsfeld	(0) keine Einschränkung (Anmerkung: bei fehlender Beurteilbarkeit = 0 Punkte!) (1) partielle Hemianopsie (e.g. Quadrantenanopsie) (2) komplette Hemianopsie (3) bilaterale Hemianopsie (Blindheit oder kortikale Blindheit)		
4. Fazialisparese	(0) normale symmetrische Bewegungen (1) geringe Parese (abgeflachte Nasolabialfalte, Asymmetrie beim Lächeln) (2) partielle Parese (vollständige oder fast vollständige Parese des unteren Gesichts) (3) vollständige Parese einer oder zwei Seiten (fehlende Bewegungen oberer *und* unterer Teil des Gesichts)		
5. Motorik Arme	(0) kein Absinken, die Extremität wird über 10 Sekunden in der 90 °(oder 45°) Position gehalten (1) Absinken, Extremität wird zunächst bei 90° (oder 45°) gehalten, sinkt aber vor Ablauf von 10 Sek. ab; das Bett (oder eine andere Unterlage) wird nicht berührt (2) Anheben gegen Schwerkraft möglich; Extremität kann die 90° (oder 45°) Position nicht erreichen oder halten, sinkt auf das Bett ab, kann aber gegen Schwerkraft angehoben werden (3) Kein (aktives) Anheben gegen die Schwerkraft, Extremität fällt (4) Keine Bewegung (Amputation oder Gelenkversteifung angeben! Zählt 0 Punkte!)	Li Arm Re Arm	
6. Motorik Beine	(0) kein Absinken, Bein bleibt über 5 Sekunden in der 30° Position (1) Absinken, Bein sinkt am Ende der 5 Sekundenperiode, berührt das Bett jedoch nicht (2) Aktive Bewegung gegen die Schwerkraft; das Bein sinkt binnen 5 Sekunden auf das Bett ab, kann aber gegen die Schwerkraft gehoben werden (3) Kein Anheben gegen die Schwerkraft, Bein fällt sofort auf das Bett (4) Keine Bewegung (Amputation oder Gelenkversteifung angeben! Zählt 0 Punkte!)	Li Bein Re Bein	
7. Extremitätenataxie	(0) fehlend (Anmerkung: bei Verständnisschwierigkeiten oder Plegie: 0 Punkte!) (1) in einer Extremität vorhanden (2) in zwei Extremitäten vorhanden		
WO? (ankreuzen)	Li Arm O Re Arm O Li Bein O Re Bein O		XXX
8. Sensibilität	(0) Normal; kein Sensibilitätsverlust (1) Leichter bis mittelschwerer Sensibilitätsverlust; Patient empfindet Nadelstiche auf der betroffenen Seite als weniger scharf oder stumpf, oder es besteht ein Verlust des Oberflächenschmerzes für Nadelstiche, doch nimmt der Patient die Berührung wahr. (2) Schwerer bis vollständiger Sensibilitätsverlust; Pat. nimmt die Berührung von Gesicht, Arm u. Bein nicht wahr.		
9. Sprache	(0) Keine Aphasie; normal (Anmerkung: bei Koma= 3 Punkte!) (1) Leichte bis mittelschwere Aphasie; deutliche Einschränkung der Wortflüssigkeit oder des Sprachverständnisses, keine relevante Einschränkung vom Umfang oder Art des Ausdruckes. Die Einschränkung des Sprachvermögens und/oder des Sprachverständnisses macht die Unterhaltung über die vorgelegten Untersuchungsmaterialien jedoch schwierig bis unmöglich. Beispielsweise kann der Untersucher in einer Unterhaltung über die vorgelegten Materialien anhand der Antwort des Patienten ein Bild oder eine Wortkarte zuordnen. (2) Schwere Aphasie, die gesamte Kommunikation findet über fragmentierte Ausdrucksformen statt: Der Zuhörer muß das Gesagte in großem Umfang interpretieren, nachfragen oder erraten. Der Umfang an Informationen, der ausgetauscht werden kann, ist begrenzt; der Zuhörer trägt im wesentlichen die Kommunikation. Der Untersucher kann die vorgelegten Materialien anhand der Antworten des Patienten nicht zuordnen. (3) Stumm, globale Aphasie; keine verwertbare Sprachproduktion oder Sprachverständnis (auch bei Koma)		
10. Dysarthrie	(0) Normal (Anmerkung: Intubation oder andere mech. Behinderung angeben! Zählt 0 Punkte!) (1) Leicht bis mittelschwer, der Patient spricht zumindest einige Wörter verwaschen und kann, schlimmstenfalls, nur mit Schwierigkeiten verstanden werden (2) Schwer, die verwaschene Sprache des Patienten ist unverständlich und beruht nicht auf einer Aphasie oder übersteigt das auf einer Aphasie zurückzuführende Maß oder Patient ist stumm/anarthrisch		
11. Auslöschung, Nichtbeachtung (Neglect)	(0) Keine Abnormalität (Anmerkung: bei fehlender Beurteilbarkeit = 0 Punkte !) (1) Visuelle, taktile, auditive oder personenbezogene Unaufmerksamkeit oder Auslöschung bei der Überprüfung von gleichzeitiger bilateraler Stimulation in einer der sensiblen Qualitäten. (2) Schwere halbseitige Unaufmerksamkeit oder halbseitige Unaufmerksamkeit in mehr als einer Qualität. Kein Erkennen der eigenen Hand oder Orientierung nur zu einer Seite des Raums.		
		SUMME:	

nach Brott et al. (1989) und Berger K. et al. (1999)

Dokument 10: Ärztliche Anamnese, Akutdiagnostik und -therapie

(Abschrift der ACCESS-Eingabemaske)
Die folgenden Fragen sind vom Interviewer aus der Patientenakte für das Zeitfenster 0 - 24 h nach Aufnahme zu ergänzen.

1. Auf welcher **Station** ist der Patient im Hause interviewt worden?

    ☐ Stroke Unit

    ☐ Intensivstation

    ☐ Neurologische Station

    ☐ Innere Station

    ☐ Sonstige

1.b) Nur Friedrichshain: Ist der Patient vom **Stroke Team** betreut worden?

    ☐ Ja

    ☐ Nein

2. Wann ist der Patient auf der Station / Stroke Unit/Intensivstation **eingetroffen**?

    Datum _ _ / _ _ / _ _ _ _   Uhrzeit _ _ / _ _ Uhr

3. Körperlicher Untersuchungsbefund bei Aufnahme

Temperatur	_ _ , _ °C	☐ fehlt	Datum _ _ / _ _ / _ _ _ _
Blutdruck	_ _ _ / _ _ _ mmHg	☐ fehlt	
Puls	_ _ _ /min	☐ fehlt	
	☐ rhythmisch ☐ arrhythmisch		
Größe	_ _ _ cm	☐ fehlt	
Gewicht	_ _ _ kg	☐ fehlt	
NIH-SS	_ _ Punkte		

4. Labor bei Aufnahme

Blutzucker	_ _ _ mmol/l oder _ _ _ mg/dl	☐ fehlt	Datum:_ _ / _ _ / _ _ _ _
Leukozytenzahl	_ , _ /µl	☐ fehlt	Datum:_ _ / _ _ / _ _ _ _
CrP	_ , _ mg/l	☐ fehlt	Datum:_ _ / _ _ / _ _ _ _
Gerinnung: PTT	_ _ sec	☐ fehlt	Datum:_ _ / _ _ / _ _ _ _
INR	_ , _ (ohne Einheit)	☐ fehlt	Datum:_ _ / _ _ / _ _ _ _

Dokument 10: Ärztliche Anamnese, Akutdiagnostik und -therapie

5. Erfolgte Diagnostik innerhalb von 24 h

    EKG ☐ Durchgeführt

        ☐ Nicht durchgeführt

        ☐ Kein EKG bzw. kein Befund vorhanden

    Datum: _ _ / _ _ / _ _ _ _

    Uhrzeit: _ _ / _ _ h

    CT ☐ Durchgeführt

        ☐ Nicht durchgeführt

        ☐ Kein CT bzw. kein Befund vorhanden

    Datum: _ _ / _ _ / _ _ _ _

    Uhrzeit: _ _ / _ _ h

6. Angaben zum Management innerhalb von 72h:

    ☐ Behandlung mit **Lyse**
    e.g. rt-PA, Streptokinase

    wann begonnen? Datum: _ _ / _ _ / _ _ _ _ Uhrzeit: _ _ / _ _ h

    ☐ Behandlung mit **blutdruckhebenden** Medikamenten
    e.g. Infusion von HAES, Sterofundin, Perfusor mit Dopamin, Dobutrex, Effortil

    wann begonnen? Datum: _ _ / _ _ / _ _ _ _ Uhrzeit: _ _ / _ _ h

    ☐ Behandlung mit **blutdrucksenkenden** Medikamenten
    e.g. Nifedipin (Adalat), Captopril (Lopirin), Labetalol (Trandate), Urapidil (Ebrantil), Clonidin (Catapressan), Metoprolol (Beloc Zok, Lopressor)

    wann begonnen? Datum: _ _ / _ _ / _ _ _ _ Uhrzeit: _ _ / _ _ h

    ☐ Behandlung mit **blutzuckersenkenden** Medikamenten
    e.g. Alt-Insulin

    wann begonnen? Datum: _ _ / _ _ / _ _ _ _ Uhrzeit: _ _ / _ _ h

    ☐ Behandlung mit **temperatursenkenden** Maßnahmen
    e. g. Paracetamol (ben-u-ron), Metamizol(Novalgin), Wadenwickel

    wann begonnen? Datum: _ _ / _ _ / _ _ _ _ Uhrzeit: _ _ / _ _ h

    ☐ Behandlung mit **Heparin**

    wann begonnen? Datum: _ _ / _ _ / _ _ _ _ Uhrzeit: _ _ / _ _ h

    ☐ low dose
    ☐ full dose

    ☐ subcutan (s. c.)
    ☐ Perfusor (i. v., intravenös)

Dokument 10: Ärztliche Anamnese, Akutdiagnostik und -therapie

7. Welche anderen Krankheiten hatte der Patient?

	Ja	Nein
Hoher Blutdruck	☐	☐
Diabetes/Zuckerkrankheit	☐	☐
Erhöhte Blutfette	☐	☐
Herzrhythmusstörungen	☐	☐
Herzinfarkt	☐	☐
Durchblutungsstörung in den Beinen	☐	☐
Verengte Halsschlagader(n)	☐	☐
Herzschwäche	☐	☐

8. Hatte der Patient <u>früher schon einmal</u> einen **Schlaganfall**?

☐ **Ja**

    wenn ja,   **wieviele Schlaganfälle** hatte er/sie bisher?   _ _ (Zahl)

              1.Schlaganfall: _ _ / _ _ / _ _ _ _   oder   vor _ _ Jahren

              letzter Schlaganfall: _ _ / _ _ / _ _ _ _   oder   vor _ _ Jahren

☐ **Nein**

9. Hat der Patient <u>regelmäßig vor der Einweisung</u> ins Krankenhaus folgende **Medikamente** eingenommen?

	Ja	Nein
ACE-Hemmer	☐	☐
ß-Blocker	☐	☐
Orale Antikoagulantien	☐	☐
Thrombozytenaggregationshemmer	☐	☐
Digitalis	☐	☐
Calcium-Antagonisten	☐	☐
Diuretika	☐	☐
Lipidsenker	☐	☐
Orale Antidiabetika / Insulin	☐	☐
Sonstiges	☐	☐

Dokument 11: Arztbrief-Auswertung

Zeitlicher Verlauf (DIAG):

TIA ☐ =1
PRIND ☐ =2
Infarkt mit bleibendem neurologischen Defizit ☐ =3
kein Schlaganfall ☐ =4

---

1. EKG (EKG): ☐ fehlt = 0   ☐ o.p.B. [normal] = 1

Datum (EKG_8): _ _ / _ _ / _ _ _ _

Befund (EKG_1): ☐ fehlt = 0   ☐ o.p.B. [normal] = 1   ☐ m.p.B.= 2

Vorhofflimmern/flattern (EKG_2):	☐ nein = 0	☐ ja = 1
Herzrhythmusstörungen/Arrhythmie (EKG_3):	☐ nein = 0	☐ ja = 1
Alter Herzinfarkt [> 4 Wochen] (EKG_4):	☐ nein = 0	☐ ja = 1
Frischer Herzinfarkt [< 4 Wochen] (EKG_5):	☐ nein = 0	☐ ja = 1
Herzschrittmacher (EKG_6):	☐ nein = 0	☐ ja = 1
Sonstiges (EKG_7):	☐ nein = 0	☐ ja = 1

2. Langzeit- / 24h EKG (EKG24): ☐ nicht durchgeführt = 0   ☐ durchgeführt = 1

Datum (EKG24_6): _ _ / _ _ / _ _ _ _

Befund (EKG24_1): ☐ fehlt = 0   ☐ o.p.B. [normal] = 1   ☐ m.p.B.= 2

Vorhofflimmern (EKG24_2):	☐ nein = 0	☐ ja = 1
intermittierendes Vorhofflimmern (EKG24_3):	☐ nein = 0	☐ ja = 1
Herzrhythmusstörungen/Arrhythmie (EKG24_4):	☐ nein = 0	☐ ja = 1
Sonstiges (EKG24_5):	☐ nein = 0	☐ ja = 1

3. **Erstes CT** (CT): ☐ nicht durchgeführt = 0   ☐ durchgeführt = 1

Datum (CT_6):   _ _ / _ _ / _ _ _ _

Befund (CT_1):   ☐ fehlt = 0   ☐ o.p.B. [normal] = 1   ☐ m.p.B.= 2

Ischämie (CT_2):	☐ nein = 0	☐ ja = 1
Territorialinfarkt (CT_2a):	☐ nein = 0	☐ ja = 1
Arteria cerebri media (CT_2a1):	☐ nein = 0	☐ ja = 1
rechts (CT_2a2):	☐ nein = 0	☐ ja = 1
Alter (CT_2a3):	☐ alt [>4 Wochen] = 1	☐ frisch = 2 ☐ beides = 3
links (CT_2a4):	☐ nein = 0	☐ ja = 1
Alter (CT_2a5):	☐ alt [>4 Wochen] = 1	☐ frisch = 2 ☐ beides = 3
Arteria cerebri anterior (CT_2a6):	☐ nein = 0	☐ ja = 1
rechts (CT_2a7):	☐ nein = 0	☐ ja = 1
Alter (CT_2a8):	☐ alt [>4 Wochen] = 1	☐ frisch = 2 ☐ beides = 3
links (CT_2a9):	☐ nein = 0	☐ ja = 1
Alter (CT_2a10):	☐ alt [>4 Wochen] = 1	☐ frisch = 2 ☐ beides = 3
Arteria cerebri posterior (CT_2a11):	☐ nein = 0	☐ ja = 1
rechts (CT_2a12):	☐ nein = 0	☐ ja = 1
Alter (CT_2a13):	☐ alt [>4 Wochen] = 1	☐ frisch = 2 ☐ beides = 3
links (CT_2a14):	☐ nein = 0	☐ ja = 1
Alter (CT_2a15):	☐ alt [>4 Wochen] = 1	☐ frisch = 2 ☐ beides = 3
Thalamusinfarkt (CT_2a16):	☐ nein = 0	☐ ja = 1
rechts (CT_2a17):	☐ nein = 0	☐ ja = 1
Alter (CT_2a18):	☐ alt [>4 Wochen] = 1	☐ frisch = 2 ☐ beides = 3
links (CT_2a19):	☐ nein = 0	☐ ja = 1
Alter (CT_2a20):	☐ alt [>4 Wochen] = 1	☐ frisch = 2 ☐ beides = 3

Arteria choroidea anterior (CT_2a21):	☐ nein = 0	☐ ja = 1
rechts (CT_2a22):	☐ nein = 0	☐ ja = 1
Alter (CT_2a23):	☐ alt [>4 Wochen] = 1	☐ frisch = 2 ☐ beides = 3
links (CT_2a24):	☐ nein = 0	☐ ja = 1
Alter (CT_2a25):	☐ alt [>4 Wochen] = 1	☐ frisch = 2 ☐ beides = 3
Grenzzoneninfarkt (CT_2b1):	☐ nein = 0	☐ ja = 1
rechts (CT_2b2):	☐ nein = 0	☐ ja = 1
Alter (CT_2b3):	☐ alt [>4 Wochen] = 1	☐ frisch = 2 ☐ beides = 3
links (CT_2b4):	☐ nein = 0	☐ ja = 1
Alter (CT_2b5):	☐ alt [>4 Wochen] = 1	☐ frisch = 2 ☐ beides = 3
lakunär [<1,5 cm Durchmesser] (CT_2c1):	☐ nein = 0	☐ ja = 1
rechts (CT_2c2):	☐ nein = 0	☐ ja = 1
Alter (CT_2c3):	☐ alt [>4 Wochen] = 1	☐ frisch = 2 ☐ beides = 3
links (CT_2c4):	☐ nein = 0	☐ ja = 1
Alter (CT_2c5):	☐ alt [>4 Wochen] = 1	☐ frisch = 2 ☐ beides = 3
Kleinhirn (CT_2d1):	☐ nein = 0	☐ ja = 1
rechts (CT_2d2):	☐ nein = 0	☐ ja = 1
Alter (CT_2d3):	☐ alt [>4 Wochen] = 1	☐ frisch = 2 ☐ beides = 3
links (CT_2d4):	☐ nein = 0	☐ ja = 1
Alter (CT_2d5):	☐ alt [>4 Wochen] = 1	☐ frisch = 2 ☐ beides = 3
Hirnstamm (CT_2e1):	☐ nein = 0	☐ ja = 1
rechts (CT_2e2):	☐ nein = 0	☐ ja = 1
Alter (CT_2e3):	☐ alt [>4 Wochen] = 1	☐ frisch = 2 ☐ beides = 3
links (CT_2e4):	☐ nein = 0	☐ ja = 1
Alter (CT_2e5):	☐ alt [>4 Wochen] = 1	☐ frisch = 2 ☐ beides = 3
SAE [=subcorticale arteriosklerotische Enzephalopathie / Mikroangiopathie] (CT_2f):	☐ nein = 0	☐ ja = 1

keine bildmorphologische Zuordnung (CT_2g): ☐ nein = 0   ☐ ja = 1

Intracerebrale Blutung (CT_3): ☐ nein = 0   ☐ ja = 1
infratentoriell (CT_3a1): ☐ nein = 0   ☐ ja = 1
    rechts (CT_3a2): ☐ nein = 0   ☐ ja = 1
    Alter (CT_3a3): ☐ alt [>4 Wochen] = 1   ☐ frisch = 2   ☐ beides = 3
    links (CT_3a4): ☐ nein = 0   ☐ ja = 1
    Alter (CT_3a5): ☐ alt [>4 Wochen] = 1   ☐ frisch = 2   ☐ beides = 3

supratentoriell (CT_3b1): ☐ nein = 0   ☐ ja = 1
    rechts (CT_3b2): ☐ nein = 0   ☐ ja = 1
    Alter (CT_3b3): ☐ alt [>4 Wochen] = 1   ☐ frisch = 2   ☐ beides = 3
    links (CT_3b4): ☐ nein = 0   ☐ ja = 1
    Alter (CT_3b5): ☐ alt [>4 Wochen] = 1   ☐ frisch = 2   ☐ beides = 3

SAB (CT_4): ☐ nein = 0   ☐ ja = 1

Sonstiges (CT_5): ☐ nein = 0   ☐ ja = 1

4. **Folge-CT2** (CT2): ☐ nicht durchgeführt = 0   ☐ durchgeführt = 1

Datum (CT2_6): _ _ / _ _ / _ _ _ _

Befund (CT2_1): ☐ fehlt = 0   ☐ o.p.B. [normal] = 1   ☐ m.p.B.= 2

Ischämie (CT2_2):	☐ nein = 0	☐ ja = 1
Territorialinfarkt (CT2_2a)	☐ nein = 0	☐ ja = 1
Arteria cerebri media (CT2_2a1):	☐ nein = 0	☐ ja = 1
rechts (CT2_2a2):	☐ nein = 0	☐ ja = 1
Alter (CT2_2a3):	☐ alt [>4 Wochen] = 1	☐ frisch = 2 ☐ beides = 3
links (CT2_2a4):	☐ nein = 0	☐ ja = 1
Alter (CT2_2a5):	☐ alt [>4 Wochen] = 1	☐ frisch = 2 ☐ beides = 3
Arteria cerebri anterior (CT2_2a6):	☐ nein = 0	☐ ja = 1
rechts (CT2_2a7):	☐ nein = 0	☐ ja = 1
Alter (CT2_2a8):	☐ alt [>4 Wochen] = 1	☐ frisch = 2 ☐ beides = 3
links (CT2_2a9):	☐ nein = 0	☐ ja = 1
Alter (CT2_2a10):	☐ alt [>4 Wochen] = 1	☐ frisch = 2 ☐ beides = 3
Arteria cerebri posterior (CT2_2a11):	☐ nein = 0	☐ ja = 1
rechts (CT2_2a12):	☐ nein = 0	☐ ja = 1
Alter (CT2_2a13):	☐ alt [>4 Wochen] = 1	☐ frisch = 2 ☐ beides = 3
links (CT2_2a14):	☐ nein = 0	☐ ja = 1
Alter (CT2_2a15):	☐ alt [>4 Wochen] = 1	☐ frisch = 2 ☐ beides = 3
Thalamusinfarkt (CT2_2a16):	☐ nein = 0	☐ ja = 1
rechts (CT2_2a17):	☐ nein = 0	☐ ja = 1
Alter (CT2_2a18):	☐ alt [>4 Wochen] = 1	☐ frisch = 2 ☐ beides = 3
links (CT2_2a19):	☐ nein = 0	☐ ja = 1
Alter (CT2_2a20):	☐ alt [>4 Wochen] = 1	☐ frisch = 2 ☐ beides = 3
Arteria choroidea anterior (CT2_2a21):	☐ nein = 0	☐ ja = 1
rechts (CT2_2a22):	☐ nein = 0	☐ ja = 1
Alter (CT2_2a23):	☐ alt [>4 Wochen] = 1	☐ frisch = 2 ☐ beides = 3
links (CT2_2a24):	☐ nein = 0	☐ ja = 1
Alter (CT2_2a25):	☐ alt [>4 Wochen] = 1	☐ frisch = 2 ☐ beides = 3

Grenzzoneninfarkt (CT2_2b1): ☐ nein = 0   ☐ ja = 1
   rechts (CT2_2b2): ☐ nein = 0   ☐ ja = 1
   Alter (CT2_2b3): ☐ alt [>4 Wochen] = 1   ☐ frisch = 2   ☐ beides = 3
   links (CT2_2b4): ☐ nein = 0   ☐ ja = 1
   Alter (CT2_2b5): ☐ alt [>4 Wochen] = 1   ☐ frisch = 2   ☐ beides = 3

lakunär [<1,5 cm Durchmesser] (CT2_2c1): ☐ nein = 0   ☐ ja = 1
   rechts (CT2_2c2): ☐ nein = 0   ☐ ja = 1
   Alter (CT2_2c3): ☐ alt [>4 Wochen] = 1   ☐ frisch = 2   ☐ beides = 3
   links (CT2_2c4): ☐ nein = 0   ☐ ja = 1
   Alter (CT2_2c5): ☐ alt [>4 Wochen] = 1   ☐ frisch = 2   ☐ beides = 3

Kleinhirn (CT2_2d1): ☐ nein = 0   ☐ ja = 1
   rechts (CT2_2d2): ☐ nein = 0   ☐ ja = 1
   Alter (CT2_2d3): ☐ alt [>4 Wochen] = 1   ☐ frisch = 2   ☐ beides = 3
   links (CT2_2d4): ☐ nein = 0   ☐ ja = 1
   Alter (CT2_2d5): ☐ alt [>4 Wochen] = 1   ☐ frisch = 2   ☐ beides = 3

Hirnstamm (CT2_2e1): ☐ nein = 0   ☐ ja = 1
   rechts (CT2_2e2): ☐ nein = 0   ☐ ja = 1
   Alter (CT2_2e3): ☐ alt [>4 Wochen] = 1   ☐ frisch = 2   ☐ beides = 3
   links (CT2_2e4): ☐ nein = 0   ☐ ja = 1
   Alter (CT2_2e5): ☐ alt [>4 Wochen] = 1   ☐ frisch = 2   ☐ beides = 3

<u>SAE</u> [=subcorticale arteriosklerotische Enzephalopathie / Mikroangiopathie] (CT2_2f): ☐ nein = 0   ☐ ja = 1

keine bildmorphologische Zuordnung (CT2_2g): ☐ nein = 0   ☐ ja = 1

Intracerebrale Blutung (CT2_3):	☐ nein = 0	☐ ja = 1
infratentoriell (CT2_3a1):	☐ nein = 0	☐ ja = 1
rechts (CT2_3a2):	☐ nein = 0	☐ ja = 1
Alter (CT2_3a3):	☐ alt [>4 Wochen] = 1	☐ frisch = 2 ☐ beides = 3
links (CT2_3a4):	☐ nein = 0	☐ ja = 1
Alter (CT2_3a5):	☐ alt [>4 Wochen] = 1	☐ frisch = 2 ☐ beides = 3
supratentoriell (CT2_3b1):	☐ nein = 0	☐ ja = 1
rechts (CT2_3b2):	☐ nein = 0	☐ ja = 1
Alter (CT2_3b3):	☐ alt [>4 Wochen] = 1	☐ frisch = 2 ☐ beides = 3
links (CT2_3b4):	☐ nein = 0	☐ ja = 1
Alter (CT2_3b5):	☐ alt [>4 Wochen] = 1	☐ frisch = 2 ☐ beides = 3
SAB (CT2_4):	☐ nein = 0	☐ ja = 1
Sonstiges (CT2_5):	☐ nein = 0	☐ ja = 1

5. **cMRT** (MRT):   ☐ nicht durchgeführt = 0 ☐ durchgeführt = 1

Datum (MRT_6):   _ _ / _ _ / _ _ _ _

Befund (MRT_1):   ☐ fehlt = 0 ☐ o.p.B. [normal] = 1 ☐ m.p.B.= 2

Ischämie (MRT_2):	☐ nein = 0	☐ ja = 1
Territorialinfarkt (MRT_2a):	☐ nein = 0	☐ ja = 1
Arteria cerebri media (MRT_2a1):	☐ nein = 0	☐ ja = 1
rechts (MRT_2a2):	☐ nein = 0	☐ ja = 1
Alter (MRT_2a3):	☐ alt [>4 Wochen] = 1	☐ frisch = 2 ☐ beides = 3
links (MRT_2a4):	☐ nein = 0	☐ ja = 1
Alter (MRT_2a5):	☐ alt [>4 Wochen] = 1	☐ frisch = 2 ☐ beides = 3

Arteria cerebri anterior (MRT_2a6): ☐ nein = 0 ☐ ja = 1
   rechts (MRT_2a7): ☐ nein = 0 ☐ ja = 1
   Alter (MRT_2a8): ☐ alt [>4 Wochen] = 1 ☐ frisch = 2 ☐ beides = 3
   links (MRT_2a9): ☐ nein = 0 ☐ ja = 1
   Alter (MRT_2a10): ☐ alt [>4 Wochen] = 1 ☐ frisch = 2 ☐ beides = 3

Arteria cerebri posterior (MRT_2a11): ☐ nein = 0 ☐ ja = 1
   rechts (MRT_2a12): ☐ nein = 0 ☐ ja = 1
   Alter (MRT_2a13): ☐ alt [>4 Wochen] = 1 ☐ frisch = 2 ☐ beides = 3
   links (MRT_2a14): ☐ nein = 0 ☐ ja = 1
   Alter (MRT_2a15): ☐ alt [>4 Wochen] = 1 ☐ frisch = 2 ☐ beides = 3

Thalamusinfarkt (MRT_2a16): ☐ nein = 0 ☐ ja = 1
   rechts (MRT_2a17): ☐ nein = 0 ☐ ja = 1
   Alter (MRT_2a18): ☐ alt [>4 Wochen] = 1 ☐ frisch = 2 ☐ beides = 3
   links (MRT_2a19): ☐ nein = 0 ☐ ja = 1
   Alter (MRT_2a20): ☐ alt [>4 Wochen] = 1 ☐ frisch = 2 ☐ beides = 3

Arteria choroidea anterior (MRT_2a21): ☐ nein = 0 ☐ ja = 1
   rechts (MRT_2a22): ☐ nein = 0 ☐ ja = 1
   Alter (MRT_2a23): ☐ alt [>4 Wochen] = 1 ☐ frisch = 2 ☐ beides = 3
   links (MRT_2a24): ☐ nein = 0 ☐ ja = 1
   Alter (MRT_2a25): ☐ alt [>4 Wochen] = 1 ☐ frisch = 2 ☐ beides = 3

Grenzzoneninfarkt (MRT_2b1): ☐ nein = 0 ☐ ja = 1
   rechts (MRT_2b2): ☐ nein = 0 ☐ ja = 1
   Alter (MRT_2b3): ☐ alt [>4 Wochen] = 1 ☐ frisch = 2 ☐ beides = 3
   links (MRT_2b4): ☐ nein = 0 ☐ ja = 1
   Alter (MRT_2b5): ☐ alt [>4 Wochen] = 1 ☐ frisch = 2 ☐ beides = 3

lakunär [<1,5 cm Durchmesser] (MRT_2c1):	☐ nein = 0	☐ ja = 1
rechts (MRT_2c2):	☐ nein = 0	☐ ja = 1
Alter (MRT_2c3):	☐ alt [>4 Wochen] = 1	☐ frisch = 2 ☐ beides = 3
links (MRT_2c4):	☐ nein = 0	☐ ja = 1
Alter (MRT_2c5):	☐ alt [>4 Wochen] = 1	☐ frisch = 2 ☐ beides = 3
Kleinhirn (MRT_2d1):	☐ nein = 0	☐ ja = 1
rechts (MRT_2d2):	☐ nein = 0	☐ ja = 1
Alter (MRT_2d3):	☐ alt [>4 Wochen] = 1	☐ frisch = 2 ☐ beides = 3
links (MRT_2d4):	☐ nein = 0	☐ ja = 1
Alter (MRT_2d5):	☐ alt [>4 Wochen] = 1	☐ frisch = 2 ☐ beides = 3
Hirnstamm (MRT_2e1):	☐ nein = 0	☐ ja = 1
rechts (MRT_2e2):	☐ nein = 0	☐ ja = 1
Alter (MRT_2e3):	☐ alt [>4 Wochen] = 1	☐ frisch = 2 ☐ beides = 3
links (MRT_2e4):	☐ nein = 0	☐ ja = 1
Alter (MRT_2e5):	☐ alt [>4 Wochen] = 1	☐ frisch = 2 ☐ beides = 3
SAE [=subcorticale arteriosklerotische Enzephalopathie / Mikroangiopathie] (MRT_2f):	☐ nein = 0	☐ ja = 1
keine bildmorphologische Zuordnung (MRT_2g):	☐ nein = 0	☐ ja = 1
Intracerebrale Blutung (MRT_3):	☐ nein = 0	☐ ja = 1
infratentoriell (MRT_3a1):	☐ nein = 0	☐ ja = 1
rechts (MRT_3a2):	☐ nein = 0	☐ ja = 1
Alter (MRT_3a3):	☐ alt [>4 Wochen] = 1	☐ frisch = 2 ☐ beides = 3
links (MRT_3a4):	☐ nein = 0	☐ ja = 1
Alter (MRT_3a5):	☐ alt [>4 Wochen] = 1	☐ frisch = 2 ☐ beides = 3

supratentoriell (MRT_3b1):	☐ nein = 0	☐ ja = 1	
rechts (MRT_3b2):	☐ nein = 0	☐ ja = 1	
Alter (MRT_3b3):	☐ alt [>4 Wochen] = 1	☐ frisch = 2	☐ beides = 3
links (MRT_3b4):	☐ nein = 0	☐ ja = 1	
Alter (MRT_3b5):	☐ alt [>4 Wochen] = 1	☐ frisch = 2	☐ beides = 3

SAB (MRT_4):   ☐ nein = 0   ☐ ja = 1

Sonstiges (MRT_5):   ☐ nein = 0   ☐ ja = 1

6. **Extrakranieller Doppler** (ECD_1):   ☐ nicht durchgeführt = 0   ☐ durchgeführt = 1

Datum (ECD_6):   _ _ / _ _ / _ _ _ _

Befund (ECD_2):   ☐ fehlt = 0   ☐ o.p.B. [normal] = 1   ☐ m.p.B.= 2

Stenose [>70%] (ECD_3):	☐ nein = 0	☐ ja = 1	
Arteria carotis interna (ECD_3a)	☐ nein = 0	☐ ja = 1	
Seite (ECD_3b)	☐ rechts = 1	☐ links = 2	☐ beides = 3
Arteria vertebralis (ECD_3c)	☐ nein = 0	☐ ja = 1	
Seite (ECD_3d)	☐ rechts = 1	☐ links = 2	☐ beices = 3

Verschluß (ECD_4):	☐ nein = 0	☐ ja = 1	
Arteria carotis interna (ECD_4a)	☐ nein = 0	☐ ja = 1	
Seite (ECD_4b)	☐ rechts = 1	☐ links = 2	☐ beides = 3
Arteria vertebralis (ECD_4c)	☐ nein = 0	☐ ja = 1	
Seite (ECD_4d)	☐ rechts = 1	☐ links = 2	☐ beides = 3

Sonstiges (ECD_5):   ☐ nein = 0   ☐ ja = 1

7. **Transkranieller Doppler** (TCD):   ☐ nicht durchgeführt = 0   ☐ durchgeführt = 1

Datum (TCD_5):   _ _ / _ _ / _ _ _ _

Befund (TCD_1):   ☐ fehlt = 0   ☐ o.p.B. [normal] = 1   ☐ m.p.B.= 2

Stenose [>70%] (TCD_2):   ☐ nein = 0   ☐ ja = 1
Arteria cerebri media (TCD_2a):   ☐ nein = 0   ☐ ja = 1
   Seite (TCD_2b):   ☐ rechts = 1   ☐ links = 2   ☐ beides = 3
Arteria cerebri posterior (TCD_2c):   ☐ nein = 0   ☐ ja = 1
   Seite (TCD_2d):   ☐ rechts = 1   ☐ links = 2   ☐ beides = 3
Arteria cerebri anterior (TCD_2e):   ☐ nein = 0   ☐ ja = 1
   Seite (TCD_2f):   ☐ rechts = 1   ☐ links = 2   ☐ beides = 3

Verschluß (TCD_3):   ☐ nein = 0   ☐ ja = 1
Arteria cerebri media (TCD_3a):   ☐ nein = 0   ☐ ja = 1
   Seite (TCD_3b):   ☐ rechts = 1   ☐ links = 2   ☐ beides = 3
Arteria cerebri posterior (TCD_3c):   ☐ nein = 0   ☐ ja = 1
   Seite (TCD_3d):   ☐ rechts = 1   ☐ links = 2   ☐ beides = 3
Arteria cerebri anterior (TCD_3e):   ☐ nein = 0   ☐ ja = 1
   Seite (TCD_3f):   ☐ rechts = 1   ☐ links = 2   ☐ beides = 3

Arteria basilaris
   Stenose (TCD_6a):   ☐ nein = 0   ☐ ja = 1
   Verschluß (TCD_6b):   ☐ nein = 0   ☐ ja = 1

Sonstiges (TCD_4):   ☐ nein = 0   ☐ ja = 1

8. **Duplex [Farbdoppler]** (FDS_1): ☐ nicht durchgeführt = 0   ☐ durchgeführt = 1

Datum (FDS_8): _ _ / _ _ / _ _ _ _

Befund (FDS_2): ☐ fehlt = 0   ☐ o.p.B. [normal] = 1   ☐ m.p.B.= 2

Stenose [>70%] (FDS_3): ☐ nein = 0   ☐ ja = 1
Arteria carotis interna (FDS_3a) ☐ nein = 0   ☐ ja = 1
   Seite (FDS_3b) ☐ rechts = 1   ☐ links = 2   ☐ beides = 3
Arteria vertebralis (FDS_3c) ☐ nein = 0   ☐ ja = 1
   Seite (FDS_3d) ☐ rechts = 1   ☐ links = 2   ☐ beides = 3

Verschluß (FDS_4): ☐ nein = 0   ☐ ja = 1
Arteria carotis interna (FDS_4a) ☐ nein = 0   ☐ ja = 1
   Seite (FDS_4b) ☐ rechts = 1   ☐ links = 2   ☐ beides = 3
Arteria vertebralis (FDS_4c) ☐ nein = 0   ☐ ja = 1
   Seite (FDS_4d) ☐ rechts = 1   ☐ links = 2   ☐ beides = 3

Arteriosklerotische Veränderungen [Plaques] (FDS_5): ☐ nein = 0   ☐ ja = 1
Hinweis auf Dissektion? (FDS_6): ☐ nein = 0   ☐ ja = 1
Sonstiges (FDS_7): ☐ nein = 0   ☐ ja = 1

9. **Transthorakale Echokardiographie [TTE, „Herzecho"]** (TTE):

    ☐ nicht durchgeführt = 0   ☐ durchgeführt = 1

Datum (TTE_2):   _ _ / _ _ / _ _ _ _

Befund (TTE_1):   ☐ fehlt = 0   ☐ o.p.B. [normal] = 1   ☐ m.p.B.= 2

Vorhofthromben, ventrikuläre Thromben	(TTE_1a)	☐ nein = 0	☐ ja = 1
Spontankontrast	(TTE_1b)	☐ nein = 0	☐ ja = 1
Vorhofdilatation oder Vorhofseptumaneurysma	(TTE_1c)	☐ nein = 0	☐ ja = 1
Ventrikelaneurysma	(TTE_1d)	☐ nein = 0	☐ ja = 1
dilatative Kardiomyopathie	(TTE_1e)	☐ nein = 0	☐ ja = 1
Klappenersatz	(TTE_1f)	☐ nein = 0	☐ ja = 1
Hypokinesien, Akinesien [verminderte Kontraktion]	(TTE_1g)	☐ nein = 0	☐ ja = 1
Sonstiges [Vorhofmyxom, Endokarditis]	(TTE_1h)	☐ nein = 0	☐ ja = 1

10. **Transösophageale Echokardiographie [TEE]** (TEE):   ☐ nicht durchgeführt = 0   ☐ durchgeführt = 1

Datum (TEE_2):   _ _ / _ _ / _ _ _ _

Befund (TEE_1):   ☐ fehlt = 0   ☐ o.p.B. [normal] = 1   ☐ m.p.B.= 2

Vorhofthromben, ventrikuläre Thromben	(TEE_1a)	☐ nein = 0	☐ ja = 1
Spontankontrast	(TEE_1b)	☐ nein = 0	☐ ja = 1
Vorhofdilatation oder Vorhofseptumaneurysma	(TEE_1c)	☐ nein = 0	☐ ja = 1
Ventrikelaneurysma	(TEE_1d)	☐ nein = 0	☐ ja = 1
dilatative Kardiomyopathie	(TEE_1e)	☐ nein = 0	☐ ja = 1
Klappenersatz	(TEE_1f)	☐ nein = 0	☐ ja = 1
Hypokinesien, Akinesien [verminderte Kontraktion]	(TEE_1g)	☐ nein = 0	☐ ja = 1
Vorhofseptumdefekt o. offenes Foramen ovale	(TEE_1h)	☐ nein = 0	☐ ja = 1
Sonstiges [Vorhofmyxom, Endokarditis]	(TEE_1i)	☐ nein = 0	☐ ja = 1

11. **Angiographie / DSA** [digitale selektive Angiographie]: (DAS_1): ☐ nicht durchgeführt = 0   ☐ durchgeführt = 1

Datum (DAS_11):   _ _ / _ _ / _ _ _ _

Befund (DSA_2):   ☐ fehlt = 0   ☐ o.p.B. [normal] = 1   ☐ m.p B.= 2

Stenose [>70%] (DAS_3):   ☐ nein = 0   ☐ ja = 1
Arteria carotis interna (DSA_3a)   ☐ nein = 0   ☐ ja = 1
   Seite (DSA_3b)   ☐ rechts = 1   ☐ links = 2   ☐ beides = 3
Arteria vertebralis (DSA_3c)   ☐ nein = 0   ☐ ja = 1
   Seite (DSA_3d)   ☐ rechts = 1   ☐ links = 2   ☐ beides = 3

Verschluß (DSA_4):   ☐ nein = 0   ☐ ja = 1
Arteria carotis interna (DSA_4a)   ☐ nein = 0   ☐ ja = 1
   Seite (DSA_4b)   ☐ rechts = 1   ☐ links = 2   ☐ beides = 3
Arteria vertebralis (DSA_4c)   ☐ nein = 0   ☐ ja = 1
   Seite (DSA_4d)   ☐ rechts = 1   ☐ links = 2   ☐ beides = 3

Hinweis auf Dissektion? (DSA_5):   ☐ nein = 0   ☐ ja = 1
Kaliberschwankungen (DSA_6):   ☐ nein = 0   ☐ ja = 1
Sinus-/Hirnvenenthrombose (DSA_7):   ☐ nein = 0   ☐ ja = 1
Basilararterienthrombose (DSA_8):   ☐ nein = 0   ☐ ja = 1
Gefäßmißbildung [Aneurysma, AV-Malformation] (DSA_9):   ☐ nein = 0   ☐ ja = 1
Sonstiges (DSA_10):   ☐ nein = 0   ☐ ja = 1

12. **CT-Angiographie**: (CTA):   ☐ nicht durchgeführt = 0   ☐ durchgeführt = 1

Datum (CTA_8):   _ _ / _ _ / _ _ _ _

Befund (CTA_1):   ☐ fehlt = 0   ☐ o.p.B. [normal] = 1   ☐ m.p.B.= 2

<u>Stenose</u> [>70%] (CTA_2):	☐ nein = 0	☐ ja = 1	
Arteria cerebri media(CTA_2a)	☐ nein = 0	☐ ja = 1	
Seite (CTA_2b)	☐ rechts = 1	☐ links = 2	☐ beides = 3
Arteria cerebri posterior (CTA_2c)	☐ nein = 0	☐ ja = 1	
Seite (CTA_2d)	☐ rechts = 1	☐ links = 2	☐ beides = 3
Arteria cerebri anterior (CTA_2e)	☐ nein = 0	☐ ja = 1	
Seite (CTA_2f)	☐ rechts = 1	☐ links = 2	☐ beides = 3
Arteria vertebralis (CTA_2g)	☐ nein = 0	☐ ja = 1	
Seite (CTA_2h)	☐ rechts = 1	☐ links = 2	☐ beides = 3

<u>Verschluß</u> (CTA_3):	☐ nein = 0	☐ ja = 1	
Arteria cerebri media (CTA_3a)	☐ nein = 0	☐ ja = 1	
Seite (CTA_3b)	☐ rechts = 1	☐ links = 2	☐ beides = 3
Arteria cerebri posterior (CTA_3c)	☐ nein = 0	☐ ja = 1	
Seite (CTA_3d)	☐ rechts = 1	☐ links = 2	☐ beides = 3
Arteria cerebri anterior (CTA_3e)	☐ nein = 0	☐ ja = 1	
Seite (CTA_3f)	☐ rechts = 1	☐ links = 2	☐ beides = 3
Arteria vertebralis (CTA_3g)	☐ nein = 0	☐ ja = 1	
Seite (CTA_3h)	☐ rechts = 1	☐ links = 2	☐ beides = 3

Arteria basilaris

Stenose (CTA_4a):	☐ nein = 0	☐ ja = 1
Verschluß (CTA_4)	☐ nein = 0	☐ ja = 1

Arteria carotis

Stenose (CTA_5a):	☐ nein = 0	☐ ja = 1
Verschluß (CTA_5)	☐ nein = 0	☐ ja = 1

Gefäßmißbildung [Aneurysma, AV-Malformation] (CTA_6):	☐ nein = 0	☐ ja = 1
Sonstiges (CTA_7):	☐ nein = 0	☐ ja = 1

13. **Magnetresonanzangiographie** (MRA): ☐ nicht durchgeführt = 0   ☐ durchgeführt = 1

Datum (MRA_7): _ _ / _ _ / _ _ _ _

Art der Durchführung (MRA1): ☐ venös = 0   ☐ arteriell = 1   ☐ beides = 2

Befund (MRA_1): ☐ fehlt = 0   ☐ o.p.B. [normal] = 1   ☐ m.p.B.= 2

Stenose [>70%] (MRA_2):	☐ nein = 0	☐ ja = 1	
Arteria cerebri media(MRA_2a)	☐ nein = 0	☐ ja = 1	
Seite (MRA_2b)	☐ rechts = 1	☐ links = 2	☐ beides = 3
Arteria cerebri posterior (MRA_2c)	☐ nein = 0	☐ ja = 1	
Seite (MRA_2d)	☐ rechts = 1	☐ links = 2	☐ beides = 3
Arteria cerebri anterior (MRA_2e)	☐ nein = 0	☐ ja = 1	
Seite (MRA_2f)	☐ rechts = 1	☐ links = 2	☐ beices = 3
Arteria vertebralis (MRA_2g)	☐ nein = 0	☐ ja = 1	
Seite (MRA_2h)	☐ rechts = 1	☐ links = 2	☐ beices = 3

Verschluß (MRA_3):	☐ nein = 0	☐ ja = 1	
Arteria cerebri media (MRA_3a)	☐ nein = 0	☐ ja = 1	
Seite (MRA_3b)	☐ rechts = 1	☐ links = 2	☐ beides = 3
Arteria cerebri posterior (MRA_3c)	☐ nein = 0	☐ ja = 1	
Seite (MRA_3d)	☐ rechts = 1	☐ links = 2	☐ beides = 3
Arteria cerebri anterior (MRA_3e)	☐ nein = 0	☐ ja = 1	
Seite (MRA_3f)	☐ rechts = 1	☐ links = 2	☐ beides = 3
Arteria vertebralis (MRA_3g)	☐ nein = 0	☐ ja = 1	
Seite (MRA_3h)	☐ rechts = 1	☐ links = 2	☐ beides = 3

Arteria basilaris
  Stenose (MRA_8a): ☐ nein = 0   ☐ ja = 1
  Verschluß (MRA_8b): ☐ nein = 0   ☐ ja = 1

Sinus-/Hirnvenenthrombose (MRA_4):

Gefäßmißbildung [Aneurysma, AV-Malformation] (MRA_5): ☐ nein = 0   ☐ ja = 1

Sonstiges (MRA_6): ☐ nein = 0   ☐ ja = 1

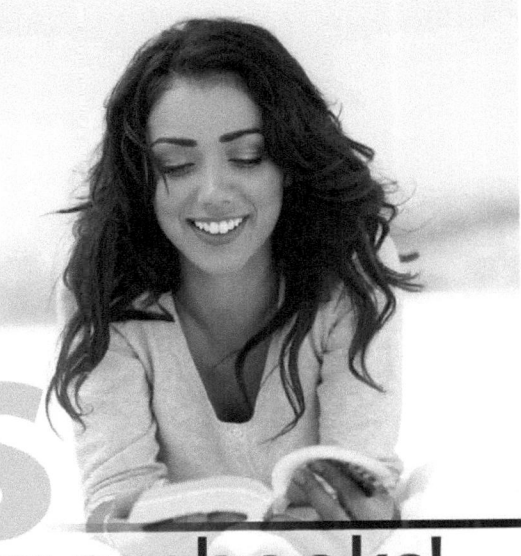

I want morebooks!

Buy your books fast and straightforward online - at one of the world's fastest growing online book stores! Environmentally sound due to Print-on-Demand technologies.

Buy your books online at
www.get-morebooks.com

Kaufen Sie Ihre Bücher schnell und unkompliziert online – auf einer der am schnellsten wachsenden Buchhandelsplattformen weltweit!
Dank Print-On-Demand umwelt- und ressourcenschonend produziert.

Bücher schneller online kaufen
www.morebooks.de

OmniScriptum Marketing DEU GmbH
Heinrich-Böcking-Str. 6-8
D - 66121 Saarbrücken
Telefax: +49 681 93 81 567-9

info@omniscriptum.com
www.omniscriptum.com

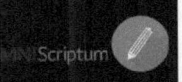

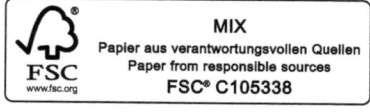

Printed by Books on Demand GmbH, Norderstedt / Germany